組織で生きる

管理と倫理のはざまで

勝原裕美子
オフィスKATSUHARA代表

医学書院

プロローグ

もう20年近くも前のことになる。1998年の夏から秋にかけて、私は当時勤務していた大学の在外研究制度を利用してサンフランシスコに滞在した。当時、米国の医療機関には、マネジドケア（医療費抑制を目的とする管理医療）によるコスト削減の波が急速に押し寄せていた。太平洋を隔てた日本では、まだよそ事のように捉えられていた頃である。マネジドケアの波が、医療や看護にどのような影響を与えているのかを調べるのが、在外研究の目的だった。

ベイエリアと呼ばれるサンフランシスコの湾岸沿いの看護管理者たちに、私はマネジドケアという医療政策のなかでの看護の役割変化についてインタビューをして回った。米国の看護管理者たちが、悲痛な顔でコスト削減とケアの質の維持との間に生じた倫理課題について語ってくれたことは、今でも私の胸に響いて離れない。「日本は米国の二の舞いになるな」という彼女たちが私に残したメッセージを受け止め、私は、看護職トップマネジャーの倫理課題について研究しようと心に決めた。

研究環境を整えた後、国内の数十人の看護部長たちに、次のような質問をさせてもらった。「これまでに看護部長をしてきたなかで、いちばん意思決定に苦しんだ倫理課題について聞かせてください」「そのときに、どのような意思決定をしたのかを教えてください」。

最初は、このような倫理の問題を一介の研究者に話してくれるのだろうかという不安もあった。しかし、それはすぐ杞憂に終わった。どの人も「大事なテーマだから」と、丁寧に自分が経験した事の顛末について語ってくれたのだ。こうして、2003年に「看護部長の倫理的意思決定プロセスに関する研究」と題した博士論文が完成した。それをもとに、いくつかの論文も書いた。

その後の十数年間で最も博士論文が役立ったと実感できたのは、各地で行なってきた看護管理者向けの研修で話をさせてもらうときだった。主には、看護部長という病院内の看護職としては最高位にある人たちが対象だ。しかし、現場の看護師長や看護部長を補佐する副看護部長、次長などからも、研修の効果は確認できた。

もち寄った事例をめぐるやりとりは、研修生たちを癒し、力づけるものになっているようだった。そのプロセスをすべて表現することは難しい。しかし、何度もこの研修をするうちに、管理者たちが共通して抱える課題やつまずく現象などが見えてくるようになった。そして、博士論文で得た知見を現場の管理者たちに吸い取ってもらい、新たに見えてきたものを形にして残すことに意味があるという思いが強まっていった。その間、自身が病院の総看護部長として看護管理のトップを務めることになったのも、何かのご縁かもしれない。

本書は、研究に協力してくださったすべての看護部長たち、そして、その後の研修などで出会った看護管理者たちが、〝管理と倫理のはざまで生きる〟ことの覚悟について語ったことを、私が読み解き、そして代弁する場だと思っている。

〝管理上の倫理〟、すなわち、管理者だからこそ向き合うことが求められる倫理は、理論や教科書などの拠り所となるものがきわめて少ないテーマである。そのため、本書の刊行前には、雑誌『看護管理』（医学書院）で、「看護管理者としてよりよく生きるために　倫理課題とどう向き合うか」というタイトルにて連載し（2015年5月号より2016年9月号まで）、このテーマを体系的に扱うために必要だと思われる要素を散りばめた。毎月試行錯誤しながら、考えをまとめてきたそれらの連載を1つにし、大幅に加筆修正したものが本書である。

本書に出てくる事例は、これまでの広範な研究や研修を通して聞き取った話を加工したものであり、特定の医療機関に起きた事実そのものではない。読者の皆さんは、本書のなかで、これまで自分が遭遇したり、見聞きしたりしてきた内容に酷似する事例に出合うかもしれない。たとえそういうことがあったとしても、それは同じような事例が至るところで生じていることの証に過ぎない。その一方で、こんなバカげた話があるだろうかと一笑に付すような内容を目にするかもしれない。しかし、それらは完全なつくり話ではない。この国の某所で実際に起きた現実である。日本の医療機関も1つひとつが社会であり、組織であり、そこにはさまざまな人がいて、さまざまな行動様式や考え方があるということを受け止めてほしい。もしかしたら、あなたがそのような医療機関で働くことや、患者、家族として、そこにかかることもありうるのだから。

さて、本書のタイトルには「管理」という言葉がついており、事例は医療や看護の現場でのことばかりである。そのため、本書を手にされた人は特別な領域の特別な職位の人向けの本だと思われるかもしれない。たしかに、看護管理者（看護師で、かつ管理者）がいちばんの大切な読者層ではある。しかし、ベッドサイドで仕事をする第一線の看護師たちも組織人であり、限られた資源のなかで倫理的に意思決定しなければならないこともある。管理職でなくてもチームのリーダーを務めることは日常的にある。そう考えると、本書には目を通してほしい内容がたくさんある。

さらに、一般企業や公的機関など、医療機関以外にお勤めの方々にも、本書を是非手にとってほしい。本書に出てくる事例や登場人物は、一見すると自分たちの仕事には関係ないと思われるかもしれない。たしかに、医療の現場では、人の生死が絡むために、他の業界や現場とは異なる倫理課題があるのは事実だ。しかし、組織における倫理課題や管理者の倫理課題は、医療機関だからといって特別なわけではない。むしろ、医療現場特有だと思える事例のなかに潜む組織上の課題や、管理上のより普遍的な課題を浮き彫りにすることで、他の組織に所属されている方々がそこに共通項を見出し、自分に引き寄せて考えていただけるのではないかと思っている。

本論に入る前に、「道徳」と「倫理」の用い方について説明しておきたい。両者はしばしば同様の意味で使われることがある。本書でも、両者を明確に使い分けることを強調したいわけではない。しかし、読者の混乱を避けるために、本書における一定の見解を示しておくほうがよいと思われる。

本書においては、「道徳」は、文化のなかで培われてきた善悪に関する確立された規則と捉えている。そして、「倫理」は、倫理原則や諸説を含んだ道徳的推論を使いながら、道徳的になすべきことが何なのかを分析し、決定し、評価していく体系的な内省のプロセスとしている。この区別は、Silva(1)を参考にしたものである。

私は、本書を書くにあたり、文化相対主義に近い立場に立つことになる。それは、これまで、組織文化の違いが組織成員の価値観の違いに色濃く出ることを体感してきたからだ。文化相対主義というのは、ものごとの善悪は人々が所属する社会や文化の慣習などに依るとする考え方である。例えば、日本では盆暮れの贈答は慣習であるが、米国では賄賂になることもあるらしい。また、米国のなかでも、同性同士の婚姻を認めている州と認めていない州がある。それぞれの文化のなかで社会生活を送るにあたり、何をよしと認め、何をよしとは認めないのかが異なっている。

実は、文化相対主義に対する鋭い批判も見られる。本書で詳しく論じることは控えておくが、典型的な批判の一つは、文化相対主義に従えば、異質だと思われるすべての現象を慣習、慣例、法令に帰結させることができるというものである。つまり、文化が違う（慣習や慣例が違う、異なる法令のもとに生きている）のだから価値観が異なるのは仕方がないとか、「他人は他人、私は私」と一蹴してしまうことを許容してしまうということだ。このような何でも許容されるような状態が、本当に困難な倫理的課題を目の前にしたときに役立つかと問われれば、何の望みももてないという指摘[2]がある。

その指摘は全うなことだと思う。それでも、私が文化相対主義を擁護するのは、すべての価値観の違いを無批判に受け入れればいいからではない。むしろ、文化による価値観の違いを認めつつ、その違いを突きつけられたときにどう考えるのか、どう行動するのか、どう生きるかを吟味することに倫理性を見出すからである。異なる価値観に出会ったときにこそ，いっそう批判的に自分自身の価値観を考え直すことができるだろうし，価値観が相違するからこそ倫理が必要とされる。[3] 文化が違えば，何でも許されるということではない。

博士論文の最後に認めた謝辞は，このような文章から始まる。「博士論文の最終章を書き上げた今，この研究に協力者として参加くださったすべての方の名前を横に置き，これを書いています……」。

それから13年を越える月日が流れた。研究に協力してくださった方々の名簿は研究上の倫理的配慮から処分してしまい，手元にはもうない。しかし，論文にはその方々の管理者としての生きざまが宿り，年月を経てもなお，今の世代に受け継ぐべき倫理の歴史が残されている。本書を刊行するにあたり，あらためて当時の管理者の皆さんに心からのお礼を申し上げたい。同時に，多くの人に読まれる形で世に出すという研究者としての使命を今日まで怠ってきたことのお詫びを申し上げたい。

13年の間には，博士論文をもとに数多くの看護倫理の研修をさせていただいた。特に，日本看護協会や都道府県看護協会による認定看護管理者教育課程サードレベル研修において、看護経営者論という教科目のなかの「管理者の倫理的意思決定」という単元を担当することが多い。この単元は、6時間から12時間の間で設定されている。そこでの研修生との議論や、提出されたレポートなどからの学びは大きく、今なお本書の内容を探求する大切な場である。

実は、1998年に始まったサードレベル研修であるが、その後のカリキュラムの見直しの際、当時、博士後期課程の学生だった私もその検討委員を務めていた。そして、これからのトップマネジャーには、管理者としての倫理的意思決定に関する体系的な学びが必要だと主張し、単元に加えてもらった経緯がある。そのため、実際のサードレベル研修の運用にそっぽを向くわけにもいかず、講師を積極的に務めることになったのである。

博士後期課程を修了後、指導教官だった金井壽宏先生（神戸大学経営学研究科教授）には、この論文は出版するに値するから早く世に出すようにと、今までずっとエンパワーしていただいていた。多忙を理由に、なかなかその期待に応えられないことを心苦しく思っていたが、連載開始のご報告をしたときには、本当に喜んでいただき、ほっとした。本書の初校の段階では、よりよい本になるようにとたくさんのコメントをくださった。13年間温めたからこそ、博士論文以上に読み応えのある書物になったと思っていただければ幸甚である。
また、本書の企画に際しては、医学書院の七尾清氏には当初よりご支援をいただいた。そして、編集者として何度も足を運び、出版までの道をつくり辛抱強く支えてくださった早田智宏氏の助けがなければ、仕上げることは難しかったと思う。お二人にも心より感謝申し上げたい。

平成二十八年十二月

勝原裕美子

組織で生きる――管理と倫理のはざまで◉目次

プロローグ iii

第1章 よりよく生きたい

よりよく生きるとは 2
よい仕事とは 8
倫理とともに生きる 12
価値観を大切にして生きる 15

第2章 病院という社会で

一般社会と異なる道徳システム 25
医療における倫理の3つの視座 29

第3章 気づく人、気づかない人

気づく力は、経験年数に比例するか 50
気づく人が、気づかない人になっていく 58
管理者も気づきを封印してしまうことがある 65

第4章 倫理的問題はどこにあるのか？
誰にとっての倫理的問題なのか 73
看護師長の倫理的問題を俯瞰してわかったこと 86

第5章 管理者の〝役割〟を生きる
優秀な管理職とは 99
役割とアイデンティティ 103
4つのアイデンティティと17の道徳的要求 109
4つのアイデンティティを同時に生きるために 132

第6章 ジレンマと苦悩
〝道徳的要求〟に優先順位をつける 139
倫理的問題の3つのタイプ 148
道徳的苦悩を引き起こす制度上・組織上の制約 155
個人の問題を越えて 158

第7章 「意思決定する」ということ
「意思決定」とは選択すること 163

満足化原理に基づく意思決定 169
定型的意思決定と非定型的意思決定 172
ルールやマニュアルは、倫理的意思決定に役立つか 174
誰が意思決定するのか 181
二重権限構造に潜む倫理課題 194

第8章 意思決定したことは成果を上げているのか

倫理性が限定される 199
倫理が後退する 204
問題が解決しない 207

第9章 倫理的なリーダーシップとは

「リーダーシップ」と「倫理」を結びつける試み 217
倫理的リーダーシップとは 221
倫理的リーダーシップの影響 231

第10章 「静かなリーダーシップ」という型

「静かなリーダーシップ」という考え方 235
「ヒーロー型リーダーシップ」と「静かなリーダーシップ」の違い 237

看護管理者にみられる「静かなリーダーシップ」 240
「静かなリーダーシップ」に必要な能力 248

第11章 倫理的問題をぐって形成されるキャリア

「キャリア」と「倫理」の接合の試み 253
看護部長の倫理的問題のくぐり方 255
よりよく生きるために 263

第12章 管理者の倫理的意思決定プロセスモデル

倫理的意思決定を示すモデル 269
「経験」や「環境」による「倫理的感受性」の育み 276
倫理課題の「認識」を経て、「価値判断」へ 278
「価値判断」を経て、「意思決定」へ 281
意思決定後の「内省」を経て、「経験」へ 284
「管理者の倫理的意思決定プロセスモデル」を用いた事例検討 286
管理者の倫理的意思決定プロセスモデルの特徴と使い方 296

エピローグ 299
文献 303　事例一覧／図表一覧 310

装丁・本文デザイン　遠藤陽一＋金澤 彩（DESIGN WORKSHOP JIN）
イラスト　吉泉ゆう子

第1章

よりよく生きたい

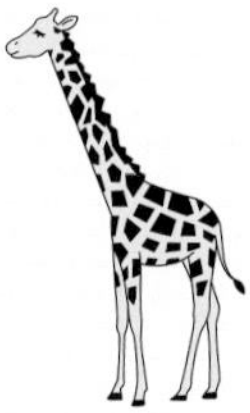

よりよく生きるとは

私たちは皆、よい人生を送りたいと願っている。よい人生とは、例えば、健康寿命が長く好きなことができるとか、家族や友人に恵まれているとか、笑いが絶えない生活だとかといったことが考えられる。確かに、そんな人生だったら幸せだろう。ただ、それらは自分の幸せを中心に据えたよい人生だ。

本書では、よい人生を別の角度から捉えてみたい。それは、誠実であること、正直であること、思いやりを忘れないでいることといったような、自分と周囲の人々との関係性に着目するものである。特に、所属する組織において、自分と異なる考え方や感情をもつ人々とのなかで、自分がどうあることが〝よい〟人生につながるのか、という生き方を扱っていこうと思う。

社会生活を送るなかでよりよい人生を考えるのであれば、自分自身が他者に信頼され尊重されるような〝徳〟をもっていることが大切だ。しかし、いついかなるときも誠実であり正直であり続けること、それがいかに難しいかを私たちはよく知っている。自分自身のなかに、よりよく生きたいと願う自分と、できれば楽をしたい、格好をつけたい、甘えたいと考える自分が同居していることを知っているからだ。どちらも現実の自分だから、あるべき姿を実践できない自分に情けない思いをしたり、後悔したりすることがある。その上、社会にはいろいろな人がいて、いろいろな集団があって、いろいろな規制があるから、自分の思うようにはいかないことを経験してきている。

そんな大それたことでなくてもいい。簡単なエクササイズをしてみよう。例えば、次の囲みに示すような事例は、今すぐにでも起きうる日常的な出来事だ。あなたなら、AとBのどちらを選択するだろうか？

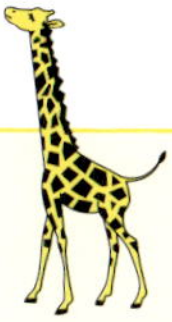

あなたならどうする？

今日は体調が優れず、疲労感が半端じゃない。早く帰宅して休もうと帰路につき、電車内で座っていたところ、目の前に高齢者が立った。あなたなら、どうしますか？

☞**選択肢**（どちらかに○をつけてください）

（　）Ⓐ自分の体調管理を優先させて、心の中で謝りながら座り続ける。

（　）Ⓑとにかく席を譲るべきだと思って席を立つ。

Aを選択した人もBを選択した人も、次の場合を想像してみてほしい。そして、あらためてAかBのどちらかを選択して○をつけてみよう。

・その高齢者は小柄で杖をついている　A or B
・その高齢者は大柄で姿勢がよい　A or B
・私はあと2駅で降車する　A or B
・私はあと40分間、乗車する　A or B

もう1例考えてみよう。あなたなら、CとDのどちらを選択するだろうか？

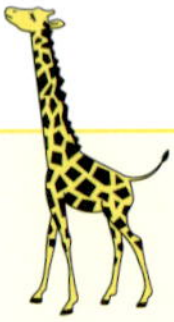

あなたなら どうする？

娘とともに買物を終え、帰宅後にレシートをチェックしたら、8500円の商品が間違って8000円と計算されていることに娘が気づいた。あなたなら、どうしますか？

☞**選択肢**（どちらかに○をつけてください）

（　）Ⓒ娘に「今度、お店に行ったときに返そうね」と言う。

（　）Ⓓ娘に「ラッキーだったね」と言う。

Cを選択した人もDを選択した人も、次の場合を想像してみてほしい。そして、あらためてCかDのどちらかを選択して○をつけてみよう。

・間違っていた金額が5000円だった。 C or D
・間違っていた金額が50円だった。 C or D
・旅先の店だった。 C or D
・行きつけの店だった。 C or D

さて、これらのエクササイズを通して、あなたは次の質問にどう答えるだろうか。

状況の変化によって、
最初のあなたの選択は変わったか？
変わらなかったか？
それはなぜか？

あなたは自分の意思決定をどう評価するか？

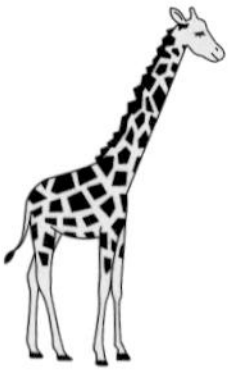

私たちは、毎日このような問いとともに生きている。先の2つの話も、実は私自身が実際に類似する経験をした事例に基づいている。どのような状況下であっても「正しい」行ないをし続けるような最高水準の倫理性をもつことは、いわゆる普通の人たちには難しい。それでも、少しでも正しく生きよう、よりよく生きようとするところに、その人の倫理性が見え隠れするように思う。

倫理的な問題はいつも私たちのすぐそばにあり、倫理とともに私たちは生きている。

よい仕事とは

日常を、よりよく生きたいと願うように、仕事においても、私たちは少しでもよりよい仕事をしたいと考える。どうせ8時間働くなら、充実した仕事時間にしたいと思うだろう。せっかく仲間とともに仕事をするのなら、互いを尊重する関係性のなかで気持ちよく働きたいと思うだろう。同じ労力をかけるなら、相手に喜んでほしいとも思うだろう。

認知心理学者のガードナー、社会心理学者のチクセントミハイ、そして発達心理学者のデイモンが、1990年代半ばから手がけた共同プロジェクトの名称は、Good Work™（よい仕事）プロジェクト。彼らの定義によると、よい仕事とは、広く社会に対して恩恵を与えるような卓越した性質をもつ仕事のことをいう。このプロジェクトの活動は年々広がっており、その成果はタイムリーにウェブサイト（http://www.thegoodproject.org/）でみることができる。

ここで注目したいのは、彼らの活動の初期に出版された*Good Work: When Excellence and Ethics Meet*（邦題『グッドワークとフロー体験――最高の仕事で社会に貢献する方法』)(4) である。邦題は意訳されているが、原題を直訳すると、〝よい仕事：卓越さと倫理が出会うとき〟となる。よい仕事には、その仕事をする上での卓越性だけではなく、それと同じくらいの倫理性も必要ということだ。言い換えれば、いくら卓越した技能や知識をもっていたとしても、そこに倫理性が伴わなければ、よい仕事とはいえないということになる。

彼らの研究は、ジャーナリストや科学者を中心に行なわれた。ジャーナリストのスアレスの例をとってみよう。スアレスは民放のニュース番組を担当していた。ちょうどテレビゲームが流行し始めた頃である。そのとき、子どもがテレビゲームで発作を起こすということが生じてしまった。それは100万分の1程度のきわめて希な確率なのだが、あたかも誰にでも起きるかのように大げさに報道しなければならなくなった。そのときスアレスは、自分で責任がとれないような報道を押しつけられたことに困惑し、この後に続くジャーナリストとしての人生を諦めなければならないのかという苦悩に陥っている。

科学者の例は次のようなものだ。ある若手の科学者は、実験をプロトコールどおりに実施していない実態について声を上げられずに悩んでいる。別の博士課程の学生は、ある組織が誤ったデータを生み出すような技術を用いていることを知り、それを責任者に伝えたが相手にされることはなかった。科学界の政治を理解しなければ、そのフィールドで仕事を続けることはできない。それが業界のルールと諭されたこの学生は、この先、何をよい仕事だと定義して生きていくのであろうか。

どの例も、よい仕事をすることと、よい生き方をすることがかみ合っていない。そこに、倫理的に生きることの意味が問われる。

時には、自らの仕事人生を左右するような大きな意思決定に迫られる。一体どう生きることがよいことなのか。結局のところ、答えは自分にしか出せない。なぜなら、自分の人生だから。

あなたにとって、よい仕事とはどのような仕事なのだろうか。
あなたは、よい仕事をしているだろうか。

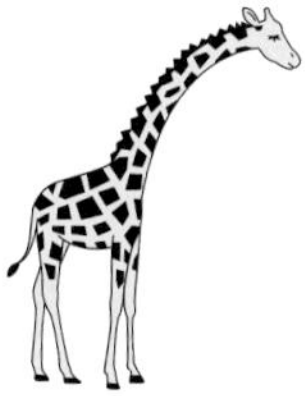

倫理とともに生きる

あなたは、「倫理」という言葉にどのような印象をもっているだろうか。「倫理」と聞くだけで、重苦しい感じを受ける人も多いのではないだろうか。実際、倫理研修の冒頭でその印象を聞くと、研修生からは、「とっつきにくい」「うんざり」「楽しくない」「やらされ感が満載」といった声を何度も聞いてきた。倫理を学ぶことは大事だと理解していても、率先して取り組みたいという思いにはなれなかったようだ。

ところが、研修を終えると、多くの人の表情がすっきりしたように変わる。それは、どうあるのが最善なのかをさまざまな価値観と照合しながら議論するような倫理研修は、「立ち止まるべきことに向き合えた」という安堵感をもたらすからであろう。本質的には誰もがよりよく生きたい、よりよい仕事をしたいと思っているからこその安堵感だと思う。

電車のなかで席を譲るかや、多くもらった釣銭を返しに行くかといった2事例のように、普通に生活を送っていても迷うようなことは多々ある。万人にとって常に完璧な答えがあるわけではない。そのようななかで、日々の生活や業務はどんどん過ぎていく。時折立ち止まって、いろいろな人の意見を聞き、自分の意見を述べ、感じ、考えることのできる「場」はとても貴重だ。

だから、本書では、立ち止まって考える場を紙面上で設定していきたいと思っている。そして、次のページのようなことについて、自問自答したり、グループワークをしたりする題材にしてもらえればと思う。

倫理は私たちとともにある。社会のなかで、感じたり、考えたり、行動したりする私たちは、倫理から逃れることはできないのだ。そうであれば、どのように倫理とともに生きるかを考えるという、むしろ積極的な視点を大事にしたい。

私は、社会のなかでどういう存在なのか。
私は、次に同じことが起きたら前回と同じことをするだろうか。
それはなぜか。
私は、これからしようとしている行動を
部下や自分の子どもに説明できるだろうか。
私は、他者との関係性で何を大事にしているのだろうか。
それはなぜか。
私は、何を大事に仕事をしているのだろうか。
それはなぜか。
私は、何を基準に生きているのだろうか。

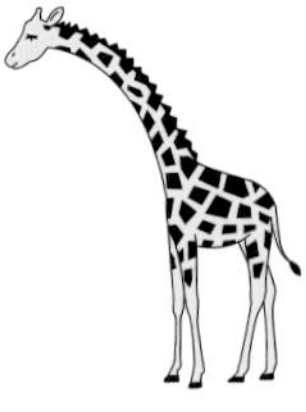

価値観を大切にして生きる

世界中の人たちが、みな同じ価値観の下で暮らしているのなら、倫理的問題は生じないのかもしれない。なぜなら、倫理的問題は、自分と他者との価値観の違いから生じたり、自らの価値観を大切にできなかったりするときに生じるからだ。自分がよかれと思うことを他人はそう思わないかもしれないし、自分はこれを大事にしようと思うことが組織の規則によって阻まれる場合もある。

そのようなときに私たちがどうしているかを看護管理者を例に示してみると、**図1**のように、闘いを挑んだり、調整しようとしたり、身を引いて遠慮したりしている。そして、やるせない気持ちになったり、またかと諦めたり、腹を立てたりしながら毎日を過ごしている。

価値観を大切にして生きるとは、自分が道徳的に「正しい」と思う価値観を大事にして生きるということだ。個人的な「好み」に関連する価値観とは一線を画す(5)。

例えば、シフトワークをする看護師は、翌月の勤務希望や休日希望を前月のうちに病棟管理者である看護師長に提出するのが一般的だ。ある看護師の「金曜日よりも、子どもと過ごす時間の多い土曜日に休みたい」という希望は、個人のワークライフバランスをどうとりたいかという好みによるものだ。しかし、ある土曜日に子どもとハイキングに行く約束をして休日の希望を出していたのに、職場でインフルエンザが蔓延したとしよう。当日になってスタッフの数が足りないという理由で出勤要請がかかったとき、子どもとの約束を守るほうをとるのか職場を守るほうをとるのかという、道徳的な価値観の選択になることがある。

前者をとることは親として正しい選択だろうし、後者をとることは職業人として正しいことであろう。私たちは、二者を物理的に両立させることが難しい状況下で、自分は誰のために生きているのかと考え、ど

図1 価値観の相違への対処

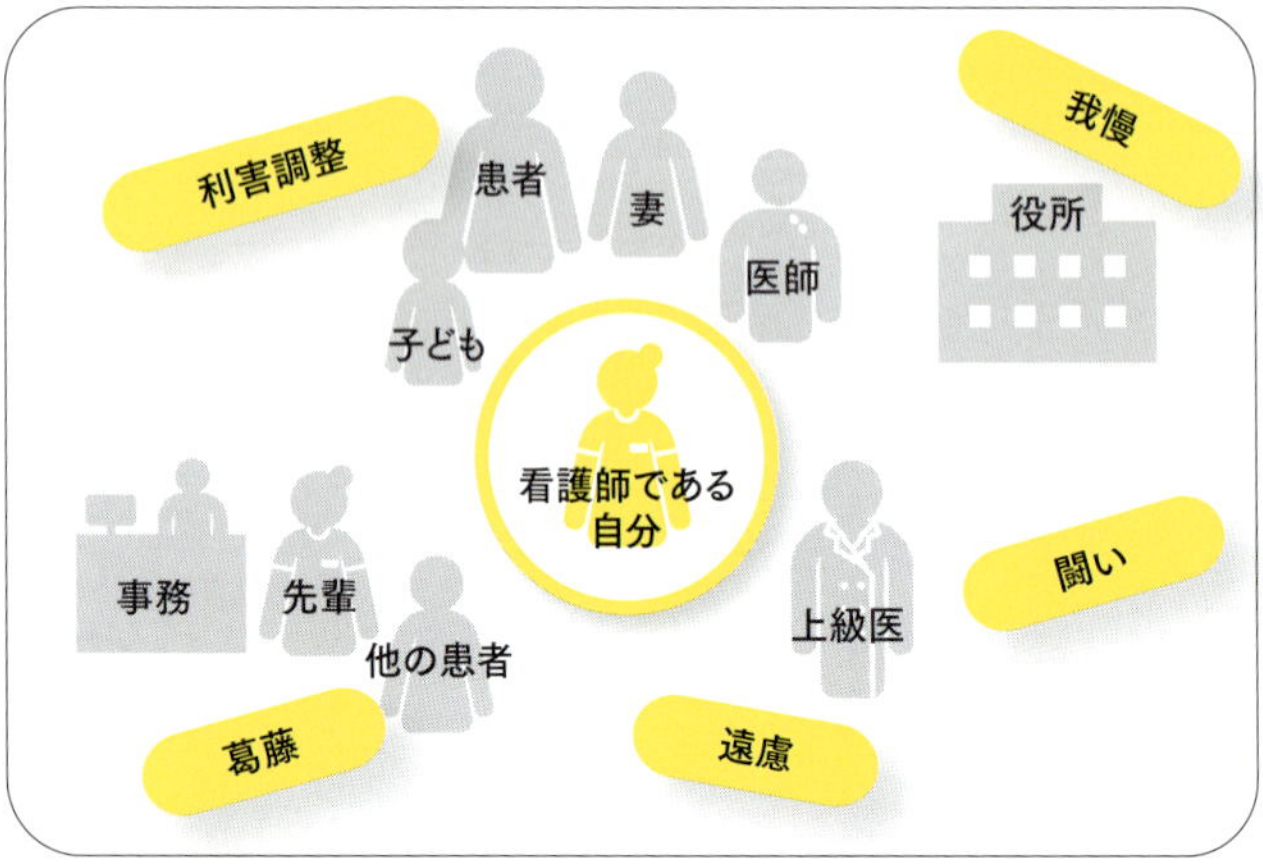

ちらが正しい選択なのかと道徳的に考える。

このように、ある事象に対して自分のなかにある複数の価値観が対立することもあれば、他者の価値観と自分の価値観が対立することもある。いずれにしても、どのような価値観があるのかを見据え、自分が何を大切にしたいのかを考えなければならない。

考えたからといって、その通り実行できるとも限らない。子どもとの約束を守るほうを大切にしたいと思っても、自分に代わる人が他に誰もいなければ出勤しなければならない場合もあるだろう。仕事に行くべきだと思っても、子どもの面倒を見る人がいなければ行けないかもしれない。しかし、たとえ最終的な行動が自分の価値観と異なるものであったとしても、自分が何を大切にしているのかを意識できていることが、価値観を大切にして生きるということだと思う。

問いに対する答えを生きていく

少し前のことになるが、マイケル・サンデル教授の書籍(6)やテレビ番組が大変話題になった。2010年にNHKで放映された「ハーバード白熱教室」および「ハーバード白熱教室 in JAPAN」では、サンデル教授が用意した身近な事例をもとに、研修生たちが真っ向から対立する意見を述べ合う様子が放映された。

この番組への反響が大きかったのは、サンデル教授自身の魅力やすばらしい講義方法だけが理由ではない。テレビ画面を通して、あたかも自分も講義を受けているかのようにサンデル教授の質問に対して内省し、自分ならどのような発言をするかを深く考えることができたからであろう。また、自分とは異なる価値観に基づいて堂々と意見を述べる人に対して、自分ならどのように反論するかを考えたからだと思う。サンデル教授の巧みな間の取り方や会場を巻き込む教授法に惹きつけられながら、緊張感をもって議論の応酬に参加することで、素の自分が現れていったのではないだろうか。

対立する2つの価値観のどちらかを選択するときに、自分の選択に対して「なぜそちらを選んだのか」と問われるのは、「なぜもう片方を選択しないのか」と問われるのと同じことである。普段の意思決定においては、選択しなかった理由よりも選択した理由を強調することのほうが多いため、突き詰めて考えることが少ない。ところが、異なる価値感や反論に向き合うための思考は、選択しなかったことに向き合うことになるため、深いレベルで、自分が何者かが露わになっていくのである。

「ハーバード白熱教室 in JAPAN」では、東京大学を舞台に行なわれた講義で、サンデル教授は参加者に次のような問いを投げかけた。

「（大リーガーの）イチローの年棒15億円はオバマ大統領の年俸の42倍である。イチローの年俸は高すぎるか」

この問いは、野球に興味のない人や、米国大統領の執務内容に関心がない人をもドキッとさせるものであった。ふだんの生活には直接関係のないような質問でも、自分のなかの物差しを意識させられるからである。知らず知らずのうちに私たちは自らの経験から世の中の事象をみるための比較軸をつくっている。そしてそれより多いとか少ないとかといった数値に価値をつけていることを、意識せざるを得ないからである。

サンデル教授の次の問いは、国家間の問題に及び、さらにドキッとさせられるものであった。（註1）

「広島、長崎の原爆投下について、オバマ大統領は日本国民に謝罪すべきか」

（註1）２０１６年5月27日、当時のオバマ大統領は、伊勢志摩サミットに合わせて広島を訪れた。その際のスピーチは日本国民への謝罪という枠組みを超え、歴史に残るすばらしいものだったと称えられている。

イエスかノーかのどちらかで答えを迫られ、その理由も述べなければならないとき、いかに自分は大事なことを深慮していなかったのかと慌ててしまう。突然、そこで問われている内容や単語に重みを感じ、自分は何者であるのか、どの立場に立てばよいのか、今を生きるということはどういうことなのかなどを自らに問うことになる。これらの問いに答えるためには、自分が生活し生きていくために拠り所にしている物差し、すなわち「道徳的な良し悪しを決めるための物差し」が何かを考えざるを得ない。

例えば原爆をめぐる問いに対しては、世代を超えた過去の歴史について、今を生きるわれわれが何を引き受けるべきなのかを考え、自分なりの意見を導き出していく。そのとき、自分と同じ意見を主張する人がいれば安堵するだろう。しかし、次の瞬間、真っ向から反論を受け、その反論が自分の主張をぐらぐらと揺り動かすことがある。それに対して十分に論破できない場合は、もしかすると相反する2つの価値観が自分のなかに共存しているのではないかと感じるだろう。あるいは、世の中には複数の価値観が共存していて、自分の理屈だけでは人の心は動かないと悟るかもしれない。

このような価値観の違いは、良し悪しを判断する道徳的な基準をどこに置くかという個々人の考え方に依拠している。サンデル教授は、東京大学での講義の最後を次のように締めくくっていた。「昔から、哲学者たちの考え方も合意に達してはいない」のだと。だから、「われわれは、毎日問いに対する答えを生きていく」のだと。

なぜ価値観の違いが生じるのかということに向き合いながら、私たちは何らかの答えを生きている存在なのだ。

自分の傾向を知り、よりよく向き合うために

これまで述べてきたように、倫理課題は日常生活のなかにもあり、時事問題のような国レベルのやりとりのなかにも埋もれている。意識していれば、世の中に倫理課題が至るところに渦巻いていることに気づくし、意識していなければ、知らない間にそれらの上を踏み歩くことになる。また、頻回に起きるものからめったに起きないものまでさまざまである。そして、倫理課題を認識した後にどう向き合うのか、最終的にどのような行動に出るのかも、人によって、また状況によってさまざまである。

そのため、本書では、倫理課題に対してどのように意思決定することが最善であるかを一般化することは求めない。現場で山積する問題に日々向き合っている管理者は、すぐに「具体的にどうすればいいのか」「問題を解くための方法はないのか」と問いがちである。その気持ちはわかる。しかし、ある人にとっては正解であっても別の人からみればそうで

はないところ、つまり〝絶対〟がないところに、倫理課題の複雑さがある。ある状況においては機能した意思決定が、別の状況下ではうまくいかないところに倫理課題の個別性がある。

だから、本書では、倫理課題に複雑さや個別性があることを前提に倫理課題を整理していこうと思う。そして、管理者がそれらに向き合うときの自分の傾向を知り、よりよく向き合えるようサポートすることを目指していきたいと考えている。

第2章

病院という社会で

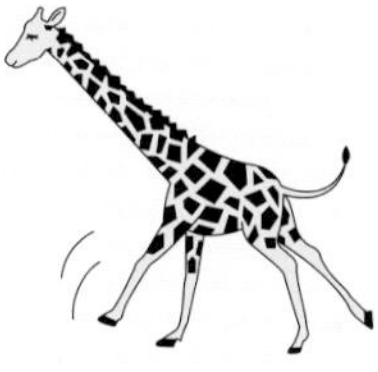

本書を手にとる人の多くは病院に勤務する看護管理者だろうと推測されるが、なかには一般企業や役所の管理者もいるかもしれない。そのような読者のために、本章の特徴を記しておこうと思う。

本章では、まず、病院社会で日常的に起きている倫理的問題がどのようなものであるのかについて、生命倫理、臨床倫理、組織倫理の視点で整理している。技術者には技術者としての倫理があり、科学者には科学者としての倫理があるように、最初の2つは医療機関や医療関係者に生じうる特有のものだといえる。だが、組織倫理はどのような組織にも起こる倫理である。本書を通して私が強調したいのはこの組織倫理である。次に、管理上の倫理課題について述べている。これも組織の管理者として向き合う倫理課題であり、どの組織の管理者にも起こることである。

本章以降、扱う事例が病院社会のことであるため、一般企業の読者には多少の違和感があるかもしれない。しかし、病院も社会であり、組織である。そこで管理者として懸命に倫理的問題に向き合う姿は、よい仕事をしたいと願うすべての人たちが、自身に引き寄せていただけるものだと思っている。

一般社会と異なる道徳システム

医の倫理の起源に遡《さかのぼ》ると、おそらく「ヒポクラテスの誓い」に行き着くと思われる。その他、医療者が必ず学習する内容としては、「ジュネーブ宣言」（1948年）や「ヘルシンキ宣言」（1964年）などがある。さらに、看護学生は、職業倫理として日本看護協会の『看護者の倫理綱領』をしっかりと基礎教育のなかで教わってくる。これらの考え方の基本にあるのは、医療や看護行為を行なうことを特別に許された人が、それらを受ける人に対して示すべき倫理的姿勢・態度である。医療者は、ライセンスがなければ決してしてはならない行為を実施することが許されている。その自覚は常に必要だ。

さて、ここで紹介したいのが、社会学者のチャンブリスによる記述である。彼は、病院という社会が一般社会とは決定的に異なることについて、次のように述べている。

　「病院の多くの部分は他の組織機関と同じである。（中略）しかし病院には依然として他の組織と大きく異なる決定的な要素がある。そこでは日常の一部として人々は苦しみ死ぬ。これは尋常ではない。（中略）苦痛や死に自らを適応させることが病院職員の最も特異な点であり、それが彼らと我々一般人とを分けている最大の理由であるから、この決定的な差異を認めない病院組織論は不完全である[7]」

そして、病院のシステムについて、次のように言及している。

「病院は、一般社会とは全く異なる道徳システムを持っている。病院では悪人でなく善良な人がナイフを持ち、人を切り裂いている。そこでは善人が人に針を刺し、肛門や膣に指を入れ、尿道に管を入れ、赤ん坊の頭皮に針を刺す。また、善人が、泣き叫ぶ熱傷者の死んだ皮膚をはがし、初対面の人に服を脱ぐように命令する[8]」

医療の現場では、人の命、心、生活に直接的、間接的に影響を与える行為が日常的に行なわれている。これらは到底、倫理とは切り離すことのできない行為である。ただし、医療者からすれば、それらの行為は仕事そのものである。他者の苦痛や死に自らを適応させなければできない仕事を引き受けているのである。医師免許をとったばかりの初期研修医が、初めて死亡確認（死亡の診断は医師にしかできない）をして家族にそれを告げるとき、涙が止まらないということがある。どんなに経験を積んでも患者の死に慣れるということは決してないだろう。だが、その後何人もの死に出くわすことで、人の死に向き合うことは仕事の一部となっていく。

看護師も人の苦しさや不安に寄り添う仕事である。そんな看護師の仕事は典型的な感情労働だとされている。感情労働とは、その仕事に求められる感情のコントロールをすることが、商品価値につながる労働だとされている[9]。看護師は、看護師に適切な感情はどのようなものかを意識的・無意識的に規定する感情規則によって、ケアの相手にあるべき姿で対応できるように自らをコントロールする[10]。例えば、重度の認知症患者が急性期病院に入院してきたとしよう。あるいは、子どもを虐待したことのある母親に妊娠が告げられたとしよう。そのときに、「認知症の患者は手がかかってたいへんだ」とか、「この母親には、もう子どもを産んでほしくない」という感情が湧いたとしても、それらの言葉を発したら、世間はどう思うだろうかと考えて、蓋がされる。専門職の感情規則は、専門職の規律や訓練のなかに埋め込まれており、良識や客観性を備え、感情を認識することが、大事にされている[11]。そのために真の感情はコントロールされ、そのような気持ちをもつこと自体がいけないことだと封印される。少し前までは、患者から暴言や暴力を受けても、相手はケアを必要としている人だからと、それらを暴言や暴力と認知すらしていなかった。倫理的問題が起きている場面でも、感情をコントロールすることで、倫理の問題に自らを馴らすということも起こりうるのだ。

だから、ライセンス取得以前の基礎教育の段階から十分な倫理教育が必要とされる。そして、職能団体には倫理綱領が定められている。それに加えて、それぞれの医療機関に倫理委員会が設置されたりしている。こうして、自らを律する仕組みを幾重にも羽織りながら、医療専門職たちは、医療者のみに許されている行為を行なっているのである。

医療における倫理の3つの視座

人の命、心、生活に影響を及ぼす仕事をする医療者の間では、これまで生命倫理や臨床倫理の議論が盛んに行なわれてきた。ここでは、それら2つに加えて、組織で働く人にとって避けられない組織倫理という3つ目の視座について考えてみたいと思う。

生命倫理

科学技術の進歩に伴い、20世紀には医療技術が格段に進歩した。その結果、ある状況下では、人が生まれる日も死ぬ日も操作できるようになった。科学技術が発達していなかった時代には、運命だと受け止めていた人間の生きざまや死にざまを、今は幾ばくかの人為的なコントロールによって変化させることが可能になったのである。これは、人間がどこまで自然の摂理に背くことが許されるのかという、生命倫理の問題として捉えられる。

例えば、かつて「試験管ベビー」と呼ばれていた体外受精の技術は、2010年のノーベル医学生理学賞を受賞するに至った。受賞者のロバート・G・エドワーズ氏（生理学者）とパトリック・ステップトー氏（産婦人科医で外科医）とが共同で開発したこの技術によって1人目が誕生した1978年には、自然の摂理に反するのではないかと大きな議論になっている。しかし、現在に至るまで数百万人がこの技術で誕生しており、今ではなくてはならない技術である。

京都大学の山中伸弥教授とケンブリッジ大学のジョン・ガードン名誉教授に贈られた2012年のノーベル医学生理学賞は記憶に新しい。生物のあらゆる細胞に成長できるiPS細胞は、再生医療の実現につながり、今後の医療に画期的な躍進をもたらすことになるだろう。同時に、たとえ技術的に可能なことであっても、どこまで行なってもいいのかという生命倫理上の大きな議論は免れ得ない。山中教授も、当初よりさまざまな講演などでこの倫理的な問題について言及し、生命倫理の問題は技術者が決めるのではなく、一般の人たちと一緒に議論しながら社会が決めていくことだと述べている。(注2)

医療系の研究において、研究倫理審査はことのほか重視されてきた。それは生命倫理の問題をはらむからにほかならない。

（注2）例えば、次のサイト参照。www.sankei.com/west/news/130726/wst1307260007-n1.html

臨床倫理

臨床の現場では、目の前の患者に何をすることが最善なのかという問いを毎日のように突きつけられている。

例えば、胃ろうという栄養管理の方法がある。口から食事がとれなくなったり、とれてもむせ込んで肺炎を起こしやすい人に、胃に穴を開けて管を通し、外から直接胃に栄養を流し込む。適切に管理すれば効果はあるものの、死期の迫った終末期患者への胃ろうの造設は、命を永らえさせるだけの方法ではないかと、医師の間でも賛否両論ある。余命の告知をどのように行なうかも臨床倫理の問題としてよく挙がってくる。インフォームド・コンセントが進んだ今でも、告知についての家族内の調整がうまくいかず、難しい場合がある。認知症の患者に対して、安全優先を理由に行動制限をすることの是非もよく聞く話だ。

このように、日常の臨床現場で起きている倫理にまつわることは、臨床倫理と総称されている。病を患う人にはさまざまな立場の人が関わってくる。患者、家族（配偶者、子ども、親、親戚など）、医師、看護師、薬剤師、栄養士、ソーシャルワーカーなど……。それぞれの立場から、どうすることが最善かを考え、決めていかなければならない。そのプロセスにおいて、ビーチャムとチルドレスによる生命医学倫理の四原則[12]（自律尊重の原則、無危害の原則、善行の原則、公正の原則）の視点は、倫理問題を整理し考えるのには欠かせない指針である。

日進月歩の医療技術の発達、患者や利用者の医療への期待や権利意識の高まりなどにより、臨床倫理の問題は、より一層複眼的に、そして慎重かつスピーディーに対応しなければならなくなっている。医療機関によっては、倫理チームを結成したり、倫理コンサルタントを配置しているところもある。研究倫理を審査するだけではなく、臨床倫理を定期、不定期に検討する委員会を常設している病院も見受けられる。

それは、たとえ現場の倫理的問題を諸原則や倫理綱領と照合したとしても、原則同士が対立したり、どの原則を優先すべきかが決められないことがあるからだ。そのため、倫理の視点をもつ専門家や、多職種からなるチームの知恵が必要とされるのである。臨床倫理は、こうした日常の臨床に生じる倫理的問題を認識し、分析し、解決しようとする試みそのものである。[13]

組織倫理

組織倫理は、英語ではorganizational ethicsとよばれている。生命倫理が生命に関する倫理課題を扱い、臨床倫理が臨床に関する（おける）倫理課題を扱うのだとすれば、組織倫理は、組織に関する（おける）倫理課題を扱うということになる。

先の2つは医療界に特有の倫理課題といえるが、組織倫理の問題は、人が集まって組織を形成しているところであれば、どこにでも生じうる。会社組織はもちろんのこと、学校組織、行政組織、ボランティア組織、宗教組織なども例外ではない。

組織倫理というと、企業の不祥事や法令順守などの議論が多い。しかし、本書では必ずしもそれらに限定はしない。組織の仕組み、習慣、規則、暗黙の了解事項などに起因して生じる倫理的な問題を扱っていく。そのため経営学でいうところの、ガバナンス、集団力学、リーダーシップ、コミットメント、組織文化などの概念が深く関係してくる。

組織に所属する人たちが、「これでいいだろう」と考えるやり方で物事を遂行した結果、まずまずの成果を上げたとしよう。次も同じやり方によって再び成果が上がれば、「こうすればうまくいく」という方法がその後も繰り返される。やがて、それが習慣化され、継承されていく。気づいたときには、組織文化になっている。するといつの日か、自分たちがなぜそのやり方をしているのかを考えずに、遂行すべき業務、守るべき規則としてしか受け止めなくなる。倫理的問題はそのような思考や行動に起因することがある。

アンタッチャブルな暗黙の了解というのもある。不文律といってもよい。わかりやすい例として、職場の主《ぬし》のような人を想像してみよう。その職場には、看護師長や主任などの役職者はいる。しかし、その主のような人物がOKしなければ、物事が進まない。その人がいないところで何かを決めれば、後でひっかきまわしてしまう。注意をしても自分の意見を堂々と述べ、正当化する。職場を異動してもらっても異動先で同じことをする。だから、職場の誰もがその人に気を遣い、機嫌をみながら仕事をすることになる。そんな主がいたとしよう。そこでは、その人自身がアンタッチャブルな存在であり、その人に合せるのが暗黙の了解になっている。そのような組織に倫理的風土があるとはいわないだろう。

さて、次のページに示すのは、ある研修で、参加者たちが倫理的に問題だと挙げた内容の一部である。暗黙の了解もあれば、明文化されていることもあるだろう。あなたは、このようなことに対して「なぜ？」と聞かれたときに、きちんと説明ができるだろうか。最初は、なぜ？と感じていたことであっても、そういうものだと諭されるなかで、時が経れば考えることなしに受け入れられるようになっていく。最近決まったことならば、その「なぜ？」に答えることができる人もいるだろう。しかし、ずっと以前から踏襲しているやり方や考え方に対して「なぜ？」と聞かれて、はたしてどれくらいの人が答えられるだろうか。次ページの「なぜ」に、あなたならどう答えるだろうか。

現行のやり方や考え方を続けることが、組織にとってプラスであれば問題はない。むしろ、これからも大切に継承していくべき文化であろう。しかし、もっとよいやり方がある

なぜ、先輩が帰宅するまで新人は帰らないのか。
なぜ、有給休暇を取得しようとすると、いやな顔をされるのか。
なぜ、患者からみかんの1つも受け取ってはいけないのか。
なぜ、6床の部屋の患者の入院基本料がすべて同額なのか。
なぜ、学会で「よい」と聞いてきたケアを自院で広めようとしないのか。

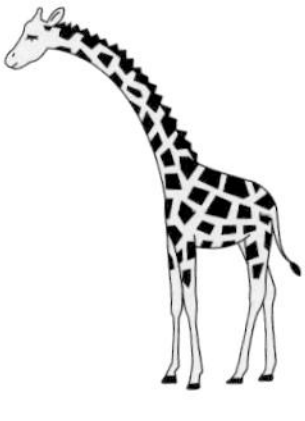

かもしれないし、もっと違った角度から考えたほうが現状を楽にする場合もある。慣れ親しんだやり方だからいちばんいいとは限らない。根拠が定かでないにもかかわらず、自分たちのことは自分たちがいちばんよく知っているという過信や、不都合がないというだけで安住している今までのやり方のなかには、他者や他機関から見ると首をかしげたくなるようなこともある。そのことが、倫理的な問題を生みかねないのだ。

倫理的問題が、明らかに特定の個人に起因するものであれば、その人が組織を辞めることで問題は解決するはずだ。例えば、暴言を繰り返す職員がいたと想定しよう。いくら対応に手をこまねいたとしても、その職員が退職して暴言が一掃されれば、その個人の問題だったといえる。しかし、当該人物が辞めて人が入れ替わっても、同じ組織のなかで同様の倫理的問題が繰り返し起きるならば、それは個人の問題ではなく組織の倫理課題かもしれない。暴言に対してしかるべき対応をとれない組織、あるいは注意してもどうせ変わらないからとあきらめてしまっている組織がそこにあると考えるからだ。絶対に暴言や暴力は許さないという風土があれば、職員の意識は変わっていく。

ともすれば個人の倫理観の至らなさに帰結しがちな問題も、その本質をよく見定めて対応しなければ、とかげのしっぽ切りで終わってしまう。その場しのぎの対処方法ではなく、ここいちばんの際には組織文化や組織の仕組みを改善し、二度と同様の問題が発生することのない根治療法ができる体制が必要である。

ここでは生命倫理、臨床倫理、そして組織倫理という考え方について触れたが、すべての倫理課題がこれら3つに明確に分かれるわけではない。重なることもあるだろう。だから、分けることが大事なのではない。これまで医療者の間では先の2つが主に論じられてきたが、組織倫理という視点をもって現場の倫理課題を見てみれば、新しい気づきがあるということを強調したかったのである。倫理課題としてひとくくりに扱われてきたものを、複数の異なる視座から捉えて整理してみるためのヒントだと思ってもらえればいい。

管理者は、個人としてだけではなく、組織の一員として、また役職者として、これらすべての視座に立って倫理問題について考えなければならない立場にある。

管理上の倫理課題

ここでもう1つ言葉の整理をしておこう。管理上の倫理課題である。

管理上の倫理課題は、いわゆるマネジメントをする際に生じる倫理課題のことをいう。管理者として向き合わなければならないことともいえる。この問題を具体的に考えるため管理者として、スタッフ全員が公平で平等だと思える勤務表をつくっているだろうか。

ベッド・コントロールは、患者にとって透明性があり、納得のいくものだろうか。

時間外手当をつける基準は明確で妥当だろうか。

患者のみならず職員の暴言に対して、見て見ぬふりをしてはいないだろうか。

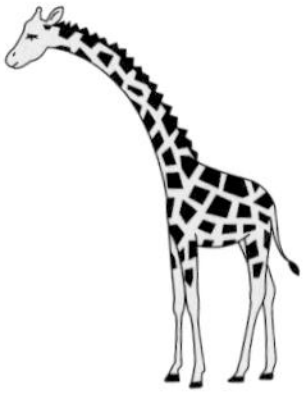

に、前ページのようなことがないか考えてみてほしい。

管理者として自分の職場をどのように運営するか、また職場の顔としてどのように振舞うか。それは、自分だけの問題ではない。スタッフたちが見ているし、患者も見ている。職場や組織全体に関わる問題なのだ。

以前、筆者らは全国の看護師長職に、倫理的問題のなかで起きている頻度が高いのは何かを聞いたことがある。すると、次のような結果であった[14]。

1位　人的資源が不足していること
2位　仕事がどのように評価されているのか不透明であること
3位　サービス残業があること

特定の県に限定されてはいるが、この調査の7年後に同様の調査が行なわれている。それによると、2位と3位の順位は入れ替わっていたものの、やはりこの3つは上位を占めていることがわかっている[15]。

ここでは管理者が頻度が高いと認識している「人的資源の不足」に絞って、ここ10年ほどの動きについて考えてみよう。

2006年の診療報酬改定により、患者数に対する看護師数が多いほど入院基本料の点数が高く設定されるようになった。いわゆる7対1騒動とよばれる看護師争奪合戦が全国で始まったのである。(註3) それまでも、現場に必要な実数としての看護師数の不足は指摘されてきたが、「人件費」がかさむという理由で採用枠は絞られていた。看護師数が多いことは費用がかさむことだという全国の病院経営者の考え方が、看護師数が多いと高い診療報酬の点数が得られるという考え方に変わったのである。そして、経営者はこぞって看護師獲得のために躍起になった。以前は「お礼奉公」とか、「紐付き」とかと揶揄され叩かれていた看護学生への奨学金制度は、すっかり看護師獲得のための道具に生まれ変わっている。さらに、奨学金のつり上げ合戦も行なわれていると聞く。

このような話を耳にするたびに、かつて国際看護師協会の大会で聞いた話を思い出す。ヨーロッパで看護師不足が起きたとき、それらの国は中東の看護師を移住させて採用した。困った中東の国は、アフリカ大陸から看護師を引き抜いた。引き抜かれた国も困ったので、アフリカのなかでもさらに貧しい国から看護師を引き抜いてしのいだという話だ。詰まるところ、貧しい国の医療はますます貧しくなるということだ。

貧しい地域にさらなる労働力の低下を招いた地球規模の〝労働力の偏在化〟は、その縮小阪が日本にはないとは言い切れない。日本でも、7対1入院基本料の基準が導入されたときには、体力のある都会の病院が新幹線や飛行機で数時間かかる地方に出かけて大量に看護師を採用した。その後は、各医療機関が離職防止対策に力を入れてきたため、以前のようなあからさまな奪い合いは聞かなくなった。しかし、同様のことは起きていたのである。

話を元に戻そう。どれだけの数の看護師がいれば十分なのかという議論はずっと前からあった。現場からは、常に看護師が不足しているという声が聞こえてくる。高度化・重症化・複雑化する患者のニーズに応えるための人の確保と人材育成は、自転車操業というところが少なくない。

総じていえば、看護の人的資源の不足がもたらしている倫理的な問題は、看護師が十分なケアを患者に提供できているという実感がもてない職業倫理上の問題が大きい。それ以外に、数さえ揃えば質は問わないのかという数と質のバランスの問題がある。また、人件

（註3）入院基本料7対1というのは、入院患者7人に対して看護師が1人配置されていることを意味する（他にも細かな条件はあるが、ここでは、言葉を理解してもらうための説明にとどめる）。2016年現在、一般病棟においては、この7対1というのが、最も看護師配置の多い基準であり、最も高い診療報酬点数（医療の公定価格）がもらえる。そのため、各医療機関は、高い診療報酬点数をとることを目指して、看護師の採用強化を図ったのである。

費がかさんでも高い診療報酬を得るのか、それとも人件費を抑えて、そこそこの診療報酬をねらうのかという費用と利益のバランスの問題もある。先に述べたように、看護師不足が深刻な地方から、都市部の病院がごっそりリクルートするという需要と供給のバランスの問題もある。いずれも、看護の受け手である患者の顔がみえないままの、つきない議論である。

国は、1人ひとりが住み慣れたまちで安心して暮らせる社会づくりのために、総病床数を減らし、地域ケアや在宅ケアへの移行を推進している。国民の医療や介護にかかる費用が毎年のように右肩上がりで増えているなか、社会保障費を抑制しながら、この移行を進めることは、きわめて重要な課題である。

数十年先の未来の社会に向けた国の動きは、着実に2年に一度の診療報酬改定や3年に一度の介護報酬改定に反映される。改定のたびに、限られた資源をどのように分配するべきかの攻防がなされる。

改定の内容が決まれば、各施設は、組織の存続と発展をかけて、それらの改定を組織運営にどう用いるかにしのぎを削ることになる。以前は、医療界のなかで使われることのなかった〝ふるい落とし〟や〝生き残り〟といった言葉が、診療報酬や介護報酬の改定のたびに平然と使われるようになった。

また、公的病院においても、国や自治体などからの補填頼みの経営はタブーとなり、赤字を繰り返す医療機関は容赦なく淘汰されるようになってきた。医療機関の合併は各地で行なわれている。

医療環境を取り巻く変化がどのように起きようとも、組織や組織を存続させ発展させることが、管理者には求められる。医療機関の経営は、企業経営と同様に、成果（アウトカム）を出すことを前提に、効率性が強く求められている。少ない資源でより多くの成果を上げなければならないところに、管理上の倫理課題が発生するのである。

具体的には、次のような事例が考えられる。

事例｜病床稼働率アップのために、不慣れな症例を受けてしまった

私は整形外科病棟の看護師長をしている。これまで、病院の全ベッドの平均稼働率は82％で赤字経営だった。院長が代わり、急性期医療に力を入れるように組織改革がなされ、稼働率の目標は88％となった。

ある日、循環器内科が満床のため、心臓カテーテル検査を予定している患者を整形外科病棟で受け入れてほしいという要請があった。医師がきちんとフォローするからということであった。私は、増えてくる循環器疾患を少しずつ看護師たちに学ばせていたので、検査入院の患者の受け入れにためらいはなかった。

カテーテル検査日の早朝、患者が不調を訴えた。主治医がすぐに呼ばれた。同時に看護師が心電図をとろうとしたが、電極が患者の身体からはずれており、つけ替えに手間取ってタイムリーにとることができなかった。そして、不調を訴える患者の不安感や苦痛にもうまく対応ができなかった。

患者は、早く循環器病棟に戻してくれと訴え、主治医は看護師の対応に激怒した。病院経営に貢献するためにベッドを埋めようとしたのだが、結果として、整形外科病棟で循環器疾患の患者を看るだけの準備が整っていなかったことになる。その後、看護師たちは、整形外科以外の受け入れを怖がってしまっている。だからといってベッドを空けておくわけにはいかない。組織としては、今後はもっと重症の患者でも、ベッドが空いていたら受け入れられるように準備することを求めている。

この事例を読むと、以下のような疑問が出てくるだろう。

・なぜ、看護師長は看護師たちの患者の受け入れ準備が完全に整うまで待てなかったのか
・医師は「フォローする」と言っていたようだが、本当にフォローしたのか
・24時間通してこの患者を看ることを保証できる勤務シフトになっていたのか
・心電図の重要性を看護師たちは理解していたのか

つまり、もう少しうまく管理していれば、こんなトラブルも倫理的問題も起きなかったのではないかと思ってしまうだろう。たしかにそのとおりだ。このような事例が二度と起きないようにするためには、先のような検討を行なう必要がある。だが、管理上の倫理という視点からこの問題をみたときには、〝ベッドの稼働率を上げるという組織目標を達成するために、不慣れな患者を受け入れる意思決定がなされた〟ことに着目する必要がある。

何かを為そうとするときに、いつも資源が潤沢で時間や情報が十分にあるとは限らない。慎重に進めたほうがよいとわかっていても、すぐに意思決定しなければならないこともある。全員の賛同が得られなくとも、管理者として決めなければならないときもある。そんなとき、何に価値をおくのか、どのような価値観に基づいて判断するのがよいことなのか

が、管理者に問われるのである。

このような話は、看護管理者に限らない。外科医たちは、診療報酬の点数の高い術式で手術をすることが求められている。内科医たちは、どの疾患なら患者には何日入院してもらうのが経営的にプラスなのかを常に考えさせられている。それが、今の日本の医療経営である。

事務職員たちも倫理的な問題に向き合っている。レストランで無銭飲食をすると捕まるが、医療機関にかかったのに支払わない人が一定数いる。その人たちを法的に捕まえることはできない。そのために、事務職員たちは未収金の回収に追われ、悪質な例をなぜ取り締まってくれないのかと嘆いている。未収金の回収という業務に関する人件費は病院負担である。

適切な経営を行なうことと、適切な医療を患者に提供することがうまくマッチすれば、すべてにとって幸せな結果となる。しかし、そうならないときがある。倫理課題として認識されることがあるのだ。

第3章

気づく人、気づかない人

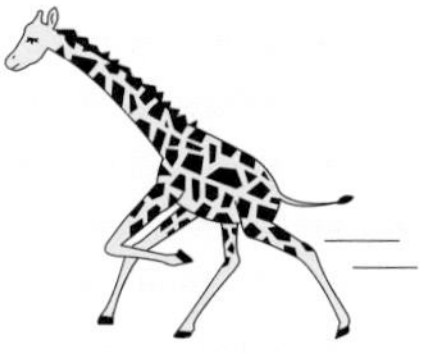

倫理課題に向き合うためには、そもそも起きている現象が〝倫理的に変だ〟ということに気づいていなければならない。気づくために、①〝何か変だ〟と感じるレセプターの感度（倫理的感受性）と、②〝やっぱり変だ〟と確認する力（倫理課題の認識）の双方が整っている必要がある。（**図2**）[16]。

なお、医療従事者の倫理的感受性の概念については青柳が詳細な文献レビューを行なっている[17]。それによると、これまでの研究で用いられてきた倫理的感受性という用語には5つの属性があり、そのうちの3つは能力として示されている。倫理的問題に気づく能力、倫理的問題を明確にする能力、倫理的問題に立ち向かう能力である。本書では、〝何か変だ〟と倫理的問題に気づく能力を倫理的感受性とよび、〝やっぱり変だ〟と倫理的問題を明確にする能力とは分けて考えている。また、倫理的問題に立ち向かう能力は、倫理的意思決

図2 倫理課題に向き合うための気づき

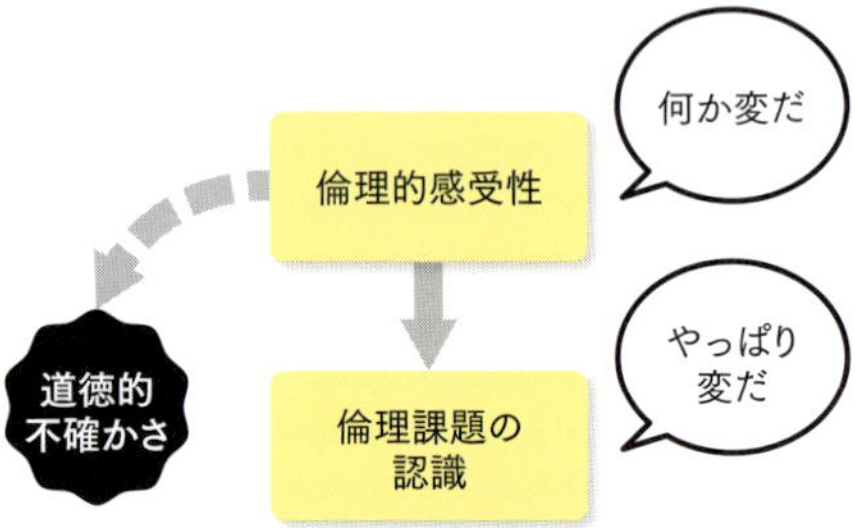

本書149ページ，図11参照

定ができるようなより高度な能力としてとらえている。

倫理的に〝何か変だ〟と感じた後、〝やっぱり変だ〟と認識するまでの流れは一瞬かもしれない。しかし、同僚に確認してみたり倫理綱領と突き合わせてみたりして、時間をかけないと〝やっぱり変だ〟と認識するに至らないこともあるだろう。いずれにしても、気づくことができれば、次に進むことができるはずだ。だが、もし気づくことができなければJameton[16]のいう「道徳的不確かさ」の状態となる。それを放置しておくと、何が起こるのか。おそらく、その人のいる社会において、誰かが不平等、不公平、不安、不利益といった「不」のつく状況に甘んじねばならないことになるであろう。

管理者は、自身の気づく力を大事にしていなければならない。それと同時に「不」のつく環境にならないように倫理観をもった人たちを育てなければならない。この章では、〝気づく〟ということについて、特に倫理的感受性（本書では、道徳的感受性と同義とする）のほうに着目して取り上げ、その重要性について考えてみたい。

気づく力は、経験年数に比例するか

最初に、あなたに質問してみたいことがある。

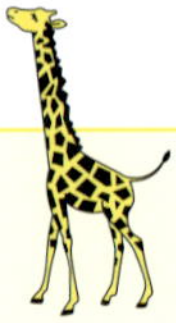

あなたならどうする？

新人看護師と中堅看護師とでは、どちらのほうが倫理的感受性が高いと思うか。なぜそう思うのか。

（　）新人看護師のほうが、倫理的感受性は高いと思う

理由：

（　）中堅看護師のほうが、倫理的感受性は高いと思う

理由：

国内における研究では、看護師としての経験年数が11年以上の群は、10年以下の群よりも倫理的感受性が高い[18]という報告がある。つまり、経験年数の多いほうが、倫理的感受性が高いということだ。その一方で、年齢・性別・所属病棟・職位・経験年数などの属性と

倫理的感受性との相関はない[19]という報告もある。現時点における定量的な調査では、経験年数と倫理的感受性の関係性を一般化するには至っていないようだ。実際、所属している組織のなかを見渡してみると、新人だからとか中堅だからといった括りではなく、倫理的感受性の高い・低いはその人に依るというのが、おおかたの考え方だろうと思う。そうであれば、看護管理者の倫理的感受性の高低も、管理者としての経験年数と相関するかどうかは定かではなく、個々の管理者に依るといえる。

実は、私たちは経験的に、倫理的感受性を育てるのに何が大切かはわかっている。それは、家庭でのしつけであったり、学校での倫理や道徳の学習であったり、倫理的感受性が豊かな仲間からの影響であったりする。それらが、自分にどの程度落とし込まれたかによって、倫理的感受性の高低が変わってくると考えられる。フライらが、道徳的感受性について「養育背景や文化、宗教、教育、人生経験などによって影響されるし、各人によってさまざまに表現されるもの」[20]といっているように、〝私〟という人間を形成してきたあらゆることが、感受性に関わるといえる。

「外部環境も倫理的感受性に影響する」

家庭環境や職場環境などの「外部環境」や組織の方針なども倫理的感受性に影響を与え

る。ここでは、互いに顔を知っている13名の看護部長たちが集う研修で、グループインタビューという手法を使って行なった思考実験の結果を紹介しよう[21]。ここでの外部環境は、〝社会の医療に関する考え方〟である。非常に抽象的ではあるが、その後の医療に大きな影響を与えたものである。

看護部長の倫理的感受性に影響を及ぼしたもの

この思考実験は、「組織の方針が個人の意思決定に与える影響を探索する」ことを目的に行なわれた。手順は次のとおりである。まず看護部長たちには、医療ミスに関する2つの事例を示した。1つは、医療ミスは公表することが前提であり、その対応が組織化されている病院の事例。もう1つは、そのような仕組みがない病院の事例である。

最初に、「どちらの事例に共感を覚えるか」と尋ねたところ、看護部長たちは、口々に、医療ミスは公表するという事例Aのほうに共感を示した。かつては、自分たちも医療ミスを「あえて言わない」という慣習をもつ事例Bのような医療組織にいたが、それはもはや古いタイプの組織だというのがその理由であった。

そこで、「なぜ古い価値観から抜け出て、新しい価値観に生まれ変わったのか」という質問をしたところ、看護部長たちは次のような会話を展開した。

・それは、隠してしまうことのほうが、してしまったことよりも罪が重いからです。
・誰だって、過去に、1つや2つのミスの経験はある。でも今は、それを黙っているのは怖いと思う。ミスしたら、〝言わなきゃいけない〟、〝言うべきものだ〟というように私たちは変わってきた。でも、何で変わってきたんだろう?
・それは、私たちがすごく昔から強い倫理観をもっていたわけじゃなかったんだよね。私は、なんだか、世の中の流れに沿って自分自身が変わってきたと思う。前は、そんなに真剣に考えてなかった。こう対処しようと言われれば、そんなものかと思っていた。でも、医療ミスに関してメディアがこんなに変わって、世の中の人たちが変わって、これじゃいけないって、私も変わってきたと思うのよね。倫理観が変わってきた。
・患者さんの知る権利についての意識も変わってきた。前は、「ミスしました」って言わなくても済んでいたけど、今の患者さんは、何か起きたらすぐにどうしてそういうシステムなのかとか、予防法はなかったのかと聞いてくる。それに対して誠意ある態度を示すのは前提だけど、それよりも、ちゃんと対応しないと、後が大変になるから言わないといけないと思うようになった。そういうなかで、昔は蓋をするのが当然だったことに、蓋をしなくなった。

・私たちの倫理観っていうのは、育ってきたんですかね？　世の中の動きに合わせているだけかもしれないわね。

看護部長たちは、この会話のなかで、もしも世の中の流れが変わっていなかったら「医療ミスはあえて言わない」という、病院内の慣習も変わらなかった可能性に気づいている。また、病院内の慣習が変わっていなかったら、自分たちの倫理観も変わることがなかったと内省している。すなわち、組織の方針によって価値観が変ったというよりは、外部環境である〝社会の医療に関する考え方〟が組織の方針と管理者の価値観を一挙に変えたのである。

自分たちの力では破ることのできなかった医療の閉鎖性が、社会の動きによって破られたわけである。組織が社会の変化を敏感に察知し、それを効果的に、そして誠実に組織内に取り込むことがいかに重要かが、この会話から示唆されている。このことは、「隠してしまったことのほうが、してしまったことよりも罪が重い」という会話の最初の言葉に象徴されている。残念ながら、医療ミスは起きてしまうこともある。しかし、それは決して故意になされるものではない。しかし、「隠す」ことは意図的に行なわれる。そこに罪の重さの違いを感じているのである。

隠すことに罪の重さを感じるようになった看護部長が、「公表すべきだ」という考えに一貫性をもち、普遍的な価値観として内在させていく。すると、少なくともこの問題に対する倫理的感受性は高まることになる。いったん外部環境から取り込まれた組織の価値観は、組織の成員に影響を与え、個人の倫理的感受性という倫理のレセプターを鋭くすることになるのである。

経営倫理学の発展

ここで示したグループインタビューの会話の流れは、実は、経営倫理学という学問領域が求められ、そして始まった経緯と同様である。

De George[22]によると、米国で経営倫理が学問の一分野として台頭したのは、1970年代からである。その背景の1つに、ウォーターゲート事件やDC-10スキャンダルなどの大きな社会事件がある。インパクトの強い社会的事象が起きたことにより、哲学を専攻する学生たちが実際的な問題に関心を寄せるようになったのである。

1970年代の終わりには、経営責任に関する研究が進み、管理者のみならず、労働者や株主などにも目が向けられるようになる。それに伴い、内部告発や差別・逆差別などにも関心が寄せられ、研究の体系化が進んだ。経営倫理という用語が定着するようになったのはこの頃である。1976年に開設されたハーバード・ビジネス・スクールの経営倫理のコースも、この流れにある。

1980年代に入ると、経営倫理学は飛躍的に発展する。その背景には、規制緩和が進み企業の自主規制が求められるようになったこと、M&A戦略により巨大化した企業に環境への配慮が求められるようになったこと、企業の巨大化・グローバル化によって文化、宗教、商慣習の違いによる摩擦が生じたこと、ビジネス・スキャンダルが相次いだことがある。[23] 1993年の段階では、米国の大学にはすでに500の経営倫理のコースが存在し、25の教科書や3つの学術雑誌が刊行されており、16の経営倫理センターが運営されているという報告もある。[24]

日本における経営倫理学の発展に対しても同様の見解がある。[25] まず、政治不信や企業経営への不信感が国民から問われるようになったこと。2つ目に、日本が成熟化社会を達成したがゆえに、日本型雇用システムに代表される高度成長期を支えてきた諸システムの見直しが必要になること。3つ目に、国際化が進展し、国際ルールへの適応が求められるようになったこと。4つ目に、市場経済原理志向と政府による規制緩和という「自由の増大」という大きな流れのなかで、各企業に自主的なコントロールが求められるようになったこと。最後に、地球環境問題に対する社会的責任が求められるようになったことである。

このように歴史的変遷をたどってみると、経営倫理学は、必ずしも体系的に発展してきたのではなく、その時代背景や事件などに具体的に結びつきながら発展してきたことがわかる。言葉を換えれば、経営倫理学は社会の現象に非常に密接した学問領域であり、この種の研究が進むことで社会に還元し貢献できることが多いと考えられる。

看護部長たちは、社会の医療に対する考え方や価値観が変わるなかで自分たちの考え方を見直し、修正し、固定化させていった。そのプロセスは、まさに、経営倫理学の発展のプロセスと同様である。管理者は、社会的要請や時代の要請を受けて、組織や個人が社会的責任をどう果たすかを問い続けている。

図**3**は、日本生産性本部が2018年春まで毎年行なっている新入社員意識調査(26)のなかの、「上司から会社のためにはなるが、自分の良心に反する手段で仕事を進めるように指示されました。このときあなたは……」という設問に対して、「指示の通り行動する」と回答した割合を半年ごとに追ってグラフ化したものである。2018年春の調査では有効回答数が1914というから、その年々の企業新入社員の傾向をかなり正確に表わしているといえよう。

このグラフを見ると、年に関係なく、常

気づく人が、気づかない人になっていく

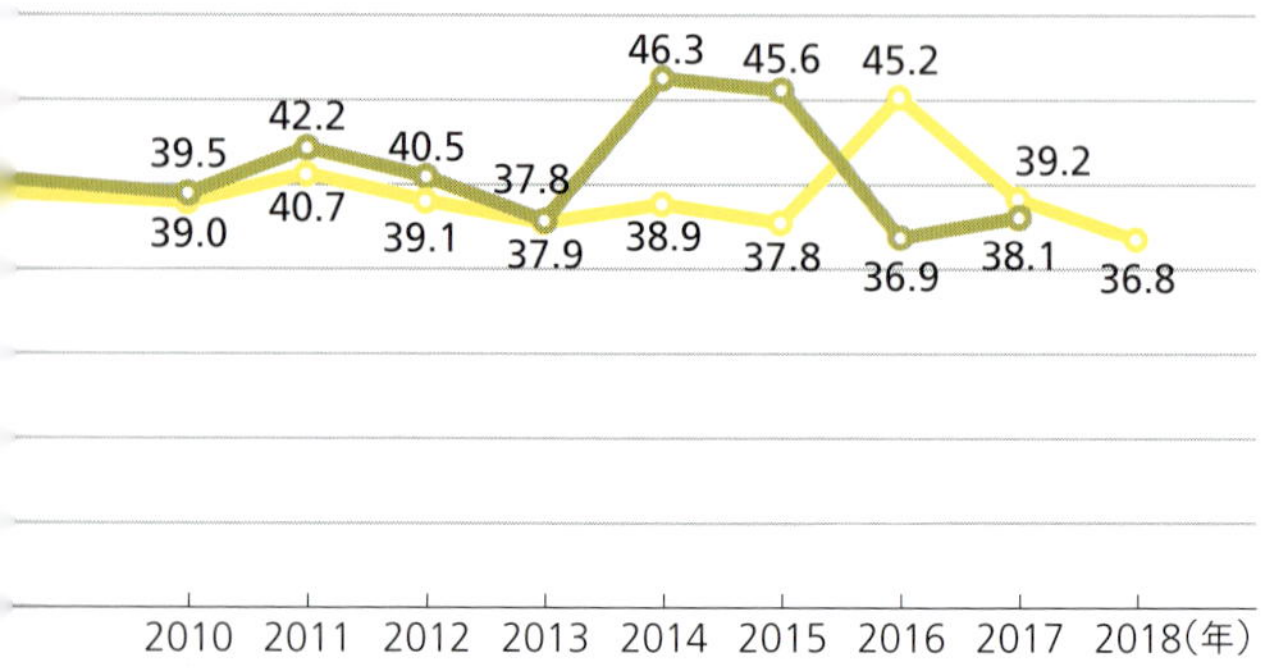

公益財団法人日本生産性本部：2018 年度新入社員春の意識調査より筆者が作図

に3割から4割近くの新入社員が、入社早々の春の時点で、良心に反すると気づいているにもかかわらず、そのような手段で仕事をすると答えている。数年を除いて、秋になるとその比率が数ポイント上がる傾向もみてとれる。また、デコボコはあるものの、年を追うごとに全体として右肩上がりになってきていることにも注目したい。実際に「指示の通り行動する」のかどうかは別であるとはいえ、決して見逃すことのできない数字である。できることなら、この人たちが、2年目、3年目、そして管理職になっていくプロセスのなかで、数値がどのように変化するのかを見たいものだと思う。

以前、管理者研修で、このグラフを見て

図3 新人社員の意識調査：
会社のためにはなるが自分の良心に反しても上司の指示どおりの手段で仕事を進める傾向

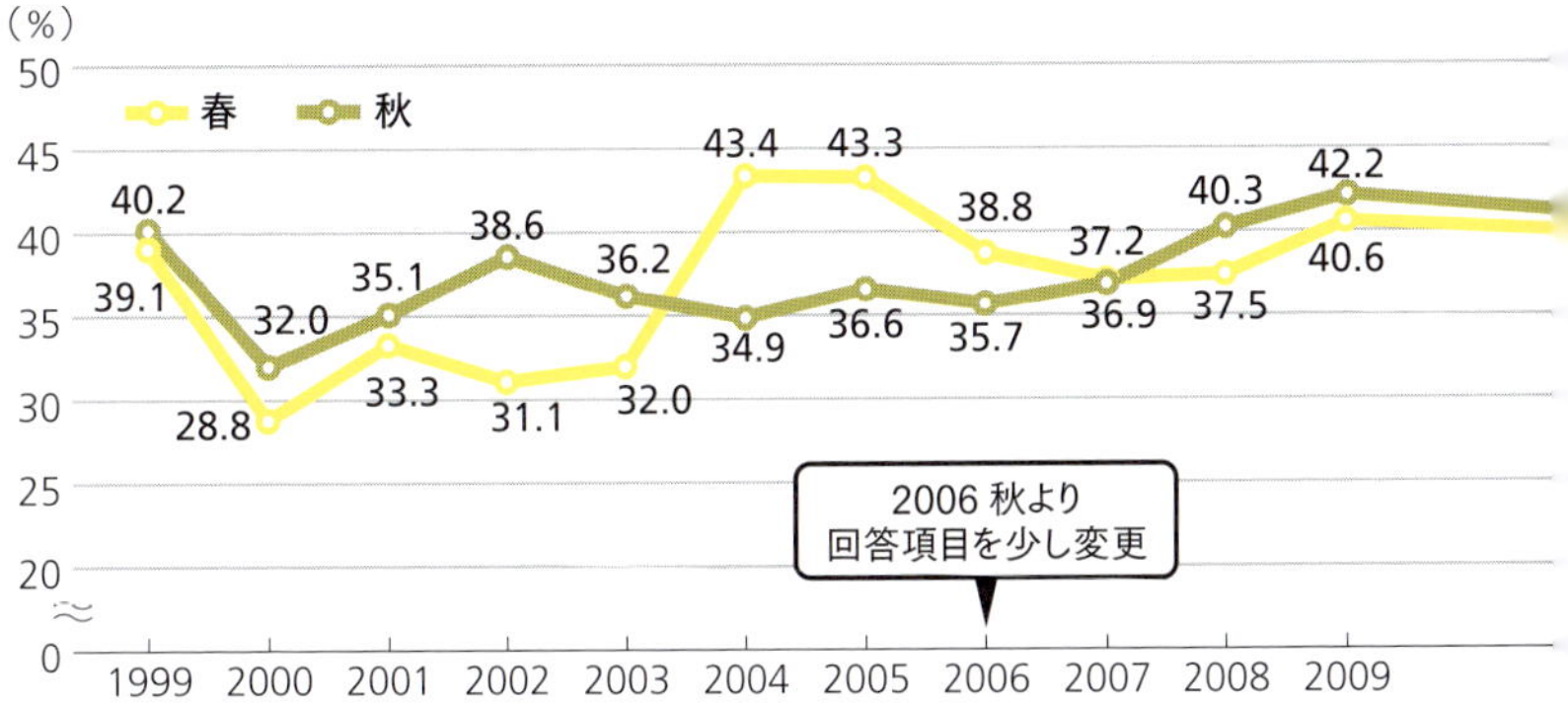

気づいたことや考えたことを聞かせてくださいと言ったら、ある研修生が次のように話してくれた。

「私の息子は、超氷河期といわれた就職難の2004年に学校を卒業しました。採用試験を受けても受けても落ち続け、もう就職はできないのではないかと思ってやけになっていたときに、ようやく受かった会社に入社しています。その会社の指示であれば、どんなことでもするという新人の気持ちは、よくわかります」

つまり、いかに立派な教えを授かり、自らの良心を育んできていたとしても、所属する組織の環境や風土、そして自分より強い権限をもつ人の考え方などが優位に立つこともあるということだ。

看護界では、新人に関する同様の調査は見当たらないが、以前、筆者が別の目的で行なった聞き取り調査において興味深いことが明らかになっている。気づいていた人が、気づかない人になっていくのである。

その調査では、新人看護師に対して、入職時、5か月後、1年後の3時点での聞き取りを行なっている。そのなかで、入職後につらいと感じた経験について聞き取った際のデータの一部を次に再現してみよう。登場する新人看護師は、第1希望の病院に就職し、かねてよりの希望であった手術室に配属されている。

気づく人が気づかない人になっていく

5月――ショックで頭が真っ白になった入職2か月目

勝原　入職してからの2か月間で、いちばんつらかったことはどんなことですか？

新人看護師　開腹手術を受ける患者さんが、自分は太っているから手術がしづらいのではないかと心配していました。執刀医は「大丈夫ですよ」と声をかけたので、その患者さんは安心して麻酔にかかったのですが、その後、その医師は、手術台の上の患者の腹部を「ぷよん、ぷよーん」と口にしながら揺らしたんです。ショックで頭が真っ白になりました。患者さんにそんなことをするなんて。でも、もっとショックだったのは、先輩看護師たちが、先生と一緒に笑っていたことなんです。だから、先輩にも看護師長にも言えないでいます。

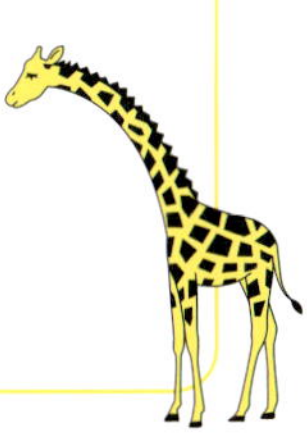

10月――
わざわざ指摘しなくてもいいと思い始めた5か月目

勝原　5月にお会いしたときに聞いた「つらかった話」のその後を聞かせてください。

新人看護師　ああ、あれですか。あれは、医師がスタッフを盛り上げようとしていたのかもしれないと思います。わざわざ指摘して医師を怒らせることもないですよね。でもよく考えてみたら……やっぱりいけないって思います。自分もそんな看護師になっていくのかな、そういう目で患者さんを見ていくようになるのかなと不安になりました。

翌年の4月――
気にならなくなった1年後

勝原　あの話を今はどう思っていますか？

新人看護師　そう言えば、そんな話をしましたね。うん、あんまり気にならなくなりました。その医師の人柄がわかったので。先生は、明るいキャラでみんなを笑わせて和ませてくれるんです。飲み会に行っても楽しいし。いつも声をかけてくれるんです。

5月に会ったときのその新人看護師は、組織社会化のプロセスの最中にいた。見ること聞くことがすべて新鮮だったに違いない。そのフレッシュな感覚のなかで、執刀医の患者への対応について強いショックを受けているし、自分がこれからモデルにしようとしている先輩たちの言動にも失望の色を隠せないでいる。ところが、それから5か月経つと、自分の倫理的な感性が鈍化してきているかもしれないことを、私との会話のなかでようやく気づくのである。そして、1年経つと、その執刀医はすっかり「いい人」となっている。組織に適応したというよりは、組織に適応するために、フロイトのいうところの抑圧された記憶を背景に追いやり、まるで意識的な忘却がなされたようだ。

つまり、経験年数が長いと倫理的感受性が上がるのかという問いについては、先の定量的な研究の結果と同様に、このような定性的データからも疑問の残るところである。だが、もしも医師の言動に対して先輩看護師が一緒になって笑うのではなく、「先生、不謹慎です」と言っていれば、この新人看護師の倫理的感受性はさらに育まれたであろう。経験年数が大事なのではない。倫理的におかしいと感じたことに関して、それを自分で表現できたり、同じようにおかしいと思う仲間がいたりすることで、自分の感性が間違っていないと確認できる経験の質が大事なのだと思う。

さて、問いである。

先の図3のグラフをみて、あなたは何を考えたのか。
管理者であるあなたは、
どうすればこのような新人がいることに気づけるだろうか。
仮に気づいたとして、
あなたは誰にどのようなアプローチをするだろうか。

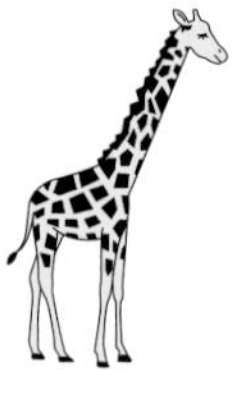

管理者も気づきを封印してしまうことがある

ところで、管理者であるあなた自身は、倫理的感受性を大切にしながら組織内で過ごすことができるのだろうか。そのことを考えるために、ある看護部長の話を紹介しようと思う。

事例｜本当はよいと思えない報告に、「よい」と答えてしまった

あるとき、看護師長が次のような相談に来ました。

「意識のない患者さんの皮膚を看護師が傷つけてしまいました。それは医師の補助をしていた看護師の手技が未熟だったことが原因だと考えられます。

ですが、主治医は、『患者さんの皮膚はもともと脆弱なので、ちょっとしたことでそうなる可能性がある。そのことは前もってご家族にも話をしていたのだから、あえて説明はしなくてもいい』という考えです。このことを本当に家族に説明しなくてもよいでしょうか」。

その看護師長は、「私もあえて言う必要はないと思う」と言いながらも、看護部長である私に確認に来たのです。

そう言われて、私は「それでよい」と答えました。本当は、よいと思えない部分もあったのですが、実際のところ、あんまり個人的な良心や正義感はふりかざせないですね。

ここで問いである。

看護師長は、なぜ看護部長のところに相談に行ったのだろうか。

あなたが看護師長なら、看護部長から「それでよい」と言われたときに、どのように感じるだろうか。

あなたが看護部長なら、「あんまり個人的な良心や正義感はふりかざせない」という言葉にどのような思いがあると考えるか。

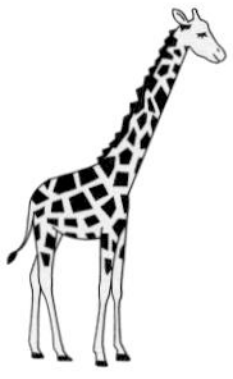

通常なら、このような問題は現場で看護師長が意思決定し解決すればよいことであろう。しかしわざわざ看護部長に確認に行ったことを考えると、看護師長には、どこかで「よくない」という気づき（倫理的感受性）が働いていたと考えられる。ところが、看護部長に相談した結果、「それでよい」というお墨付きをもらうことになり、その感受性は封印されてしまった。その瞬間、倫理的感受性をすくい上げて、倫理課題を認識するチャンスを失ったことになる。

看護部長のほうは、「本当はよいと思えない部分」を意識した時点で、自らの倫理的感受性を働かせている。そう感じた自分のなかの良心や正義感を認める瞬間があったのだ。しかし、この看護部長は、組織の長としてそれらを前面に出すわけにはいけないと理性で考えた。そして、やはり感受性を封印している。

倫理的感受性は、豊かであればあるほど倫理課題の認識につながりやすい。だが、その分、多くの課題に苦しむことになるという残酷な面がある。そのため、一瞬の罪悪感と引き換えに倫理的感受性を封印し、問題を大きくしないという選択肢も、現実社会のなかでは起きている。

このことを裏付けるような研究結果もある[27]。蓄積的疲労が軽い群よりも強い群のほうが、倫理的感受性が高いという研究結果である。なぜ、疲労が強い人たちのほうが倫理的感受性が高いのか。この結果について、米澤らは、感受性が高いと倫理的問題に「気づく」ことが多くなり、葛藤が増え、それらに対処しようとするから疲労が強くなるのではないかと推察している。

しかし、私たちにはよりよく生きようとする力があるし、学ぶ意欲がある。倫理的感受性を豊かにして〝何か変だ〟と気づく力をもつことが、むしろ葛藤をうまくくぐることにつながり、対処能力の向上につながるということを示していかなければいけない。それは、倫理課題に向き合うことのできる姿勢を管理者自らがスタッフに示すという意味でも大切なことだと思う。

さて、ここまでのまとめを**図4**に示し

図4 倫理的感受性に影響を与えるもの

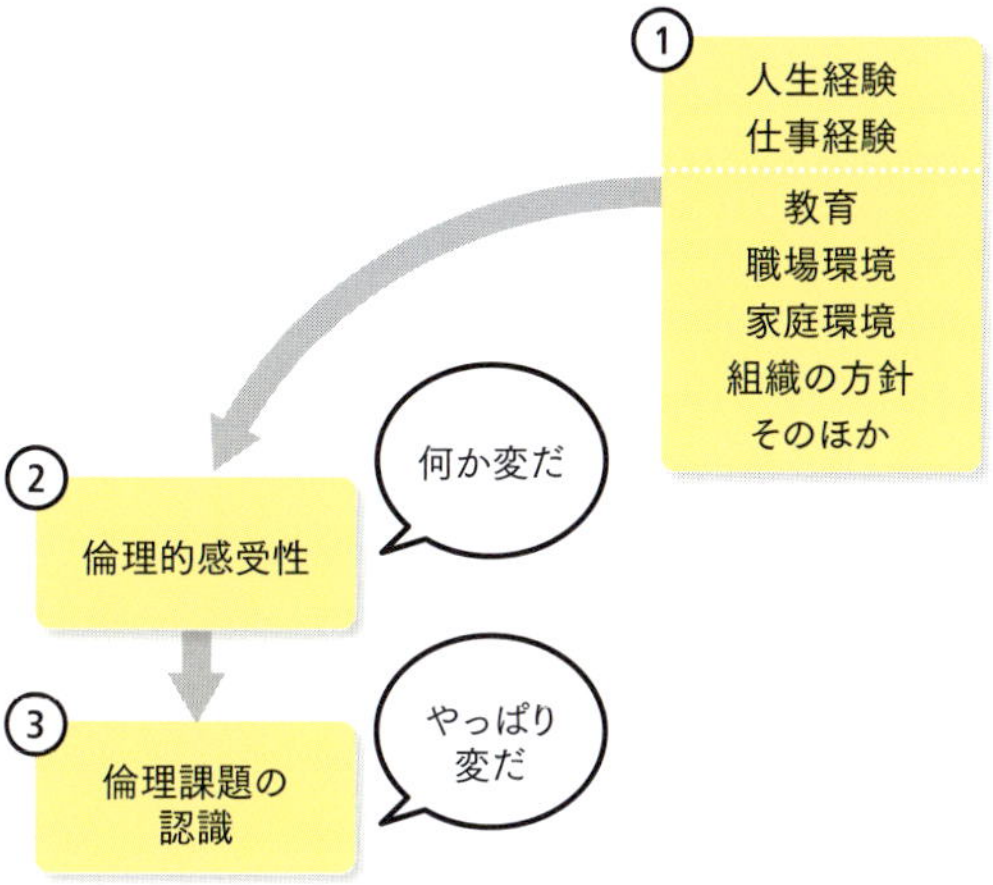

た。①さまざまな経験、環境、教育、出会った人たちなどが道徳性に関する自己概念をつくっていく。②その概念が何か変だと感じる倫理的感受性を豊かにし、③やっぱり変だという倫理課題を認識する力になっていく。

第4章

倫理的問題はどこにあるのか？

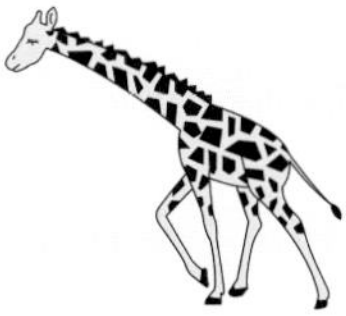

これまで私は、管理者が倫理的な問題を感じた事例を数多く読んだり聞いたりしてきた。私は、そのつど紙と鉛筆を持つようにしている。事例のなかの時間の流れ、登場人物、場面などを整理するためである。事例を用意してきた管理者は、自分がその事例のなかに身を置いているから、何が起きていたのか、そのすべてがわかっている前提で話を展開する。しかし、その話をよく聞いていると毛糸が絡まっているようなことがいっぱい出てくるのだ。

そこで、話が時間的に、あるいは現象的に広がってきていると感じたら一旦ストップをかける。そして、「これは誰にとっての、どのような問題なのだろうか?」と立ち止まるようにしている。サスペンス・ドラマを観ながら推理するような感覚だともいえる。寡聞にして、このような概念が存在するかどうかは知らないが、管理者たちがすでに経験し、わかっているはずの世界を現実のものとして構成していくという意味で、〝構成的介入〟のようなものだと思っている。

本章では、倫理課題を認識するということを扱う。倫理課題を認識するというのは、問題の枠組みを見極めることと言い換えてもよい。そうするためには、問題が起きている現象のなかに構成的介入が必要なことがある。その方法についても本章で説明しようと思う。

誰にとっての倫理的問題なのか

私が、倫理課題の事例を前にしたとき、立ち止まって紙に描くのは、人間関係図である。話を整理しながら、誰と誰がどのような事象でつながっているのかを明らかにしようと試みる。時間の流れも確認していく。そうすることで、何が倫理的問題なのかが整理されていく。

少し長いのだが、まず次の事例を読んでほしい。これは、手術で用いたガーゼを患者の体内に残したまま閉創してしまったという事例を看護部長が語ったものである。患者にはガーゼ残存の事実は知らされず、別の理由をつけてガーゼ除去のための再手術が行なわれた。

この事例を得たのは2000年前後だ。この頃といえば、ちょうど医療安全に対する医療界の考え方が180度変わる時期である。医療事故の事実をきちんと説明しないということは今では考えられないが、当時は、この事例のようなことが日本で現実に起きていた。

ここでは、医療事故をクローズアップして事の是非や問題解決を図るのではない。あくまでも、倫理的な問題に直面した管理者の世界を理解するための事例として読んでほしい。

事例は、ガーゼ残存という医療事故の事実に関する語り、その事実に関する報告を受けた時点の語り、そしてその事実が組織内で明るみになったときの語り、の3つのパートに分かれている。

倫理的問題の主体は誰か

「ガーゼの体内残存が隠された」事例より

1．起きた事実に関する語り

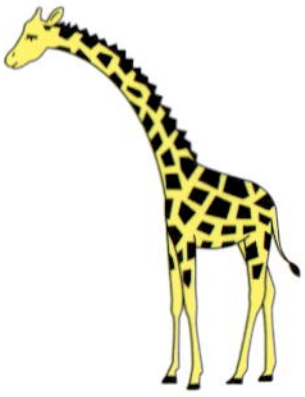

病棟師長によると、患者さんは開腹手術の後、発熱し、痛がり、なんとかしてくれと苦しんでいたようです。病棟師長は、医師に「こんなに痛がるのはおかしい」と疑問を投げかけましたが、医師からは〝痛がりの患者〟だから仕方がないという対応で済まされていました。

その後、患者さんに肺炎が疑われたため、医師が胸のX線写真を撮るように指示を出しました。そのときに、病棟師長は医師に無断で、腹部の写真も撮るように放射線技師に依頼したとのことです。撮影の結果、手術ガーゼの残存がわかりました。そのときに医師は、「事実が患者にわかったら、どういうことになるかわかっているな」と手術室の看護師長や病棟師長に対して脅しともとれる言葉をかけていたようです。

患者さんには、別の理由をつけて再手術が行なわれ、無事にガーゼは取り出されました。でも、ガーゼ除去の説明は一切患者さんになされず、かかった医療費は全額患者さんに払ってもらいました。

2. 事実を知った看護部長

患者さんの退院後に、病棟師長は、「黙っていることに良心がとがめて耐えられない」と、上司である私のところに事実を話しにきました。私はそれを聞いて、手術室の看護師長に状況を確認しようと思いました。しかし、それをすると誰かが私に話したということがわかってしまうので、病棟師長を慮りました。それに、黙っていた手術室師長を責めることにもなってしまうと思い苦しみました。

3．事実が組織内で検討される

そんなとき、安全管理委員会でこの残存事故のことが話題に出たのです。私は、事実を知っている関係者のなかで誰か非常に苦しんでいる人が、委員会のメンバーに話をしたのだろうと思いました。けれども委員会では、時間も経っているし患者さんも無事に退院されているから、あえて明るみに出さなくてもいいのでは、という議論に終始しました。

私も強く意見を言うことができませんでした。組織を守るというような強い気持ちではなくって、自分の勇気がそこまでないという、そういうレベルでした。医療事故に限らず病院ではいろいろなことが起きます。しかし、「終わりがよければ、途中経過のことを後からは言わない」という暗黙のルールが現場にあります。

私自身は、病棟師長から相談を受けたときに、きちんと向き合っていたらよかったのだと思います。でも、そんなことをしたら、膨大な時間と人との調整が必要だとわかっていたので、私自身も逃げていたのだと思います。

この事例の全体像が頭に入ったところで、もう一度最初から目を通していただきたい。そのときには、これは「誰の」倫理的問題なのかを考えながら読んでみてほしい。もちろん、事例を語っているのは看護部長なので看護部長の倫理的問題ではある。しかし、考えてみてほしい。患者が手術後に病棟で苦痛を訴え、再手術になり支払いを済ませて退院するまでの一連の過程のなかに、看護部長が患者に直接関わっていることは何もないのだ。

ここで問いである。

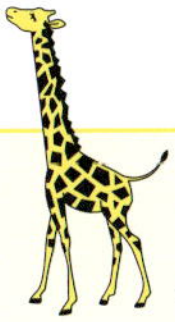

あなたなら どう考える？

この事例には、看護部長、医師、病棟師長、手術室師長、放射線技師、安全管理委員会メンバーが登場している。あなたは、どの人の倫理的問題だと考えるか。考えられるだけ（　）に○をつけてみよう。また、どのような倫理的問題だと考えるか、その内容を記してみよう。

☜ **選択肢**（複数選択可）

（　）看護部長の倫理的問題

内容

（　）医師の倫理的問題
内容
（　）病棟師長の倫理的問題
内容
（　）手術室師長の倫理的問題
内容
（　）放射線技師の倫理的問題
内容
（　）安全管理委員会のメンバーの倫理的問題
内容

あなたは、それぞれの人にどのような倫理的問題がある（あるいは、ない）と考えただろうか。

最初に、手術後の患者の症状緩和が進まないことが臨床的におかしいのではないかと気づいたのは病棟師長である。その疑問を医師に投げても払拭されないために、正攻法ではダメだと思い放射線技師に腹部のX線撮影をするように依頼をしている。看護師は放射線技師に撮影のオーダーを出すことは法的にできない。そのため、この時点で法的に正しくないことがなされている。ところが、撮影したことによってガーゼの残存が明らかになり、問題はより複雑になる。まさにサスペンス・ドラマのようだ。そして、患者や家族に事実が伝えられないまま再手術となる。

ここまでのところで、誰のどのような倫理課題であったかを整理すると、次のようなことが考えられるだろう。

①医師の倫理的問題

・患者が苦痛を訴えているのに「痛がりの患者さん」という対応しかせず、適切な対処をしなかった。

・ガーゼの残存が発覚したとき、看護師長やスタッフに脅しのような語感があった。

・再手術の本当の理由を患者や家族に知らせず隠蔽した。そのため、医療者側の落ち度であるのに、患者は再手術の費用を支払って退院した。

②病棟師長の倫理的問題

・法律で禁じられているにもかかわらず、医師に無断で腹部のX線写真を撮るように指示を出した。

・ガーゼの残存に気づいていたのに、それを明るみにしなかった。

③放射線技師の倫理的問題

・法律で禁じられているにもかかわらず、医師に無断で腹部のX線写真を撮影した。

④手術室師長の倫理的問題

・ガーゼの残存に気づいていたのに、それを明るみにしなかった。

お気づきだろうか。ここまでの段階では看護部長は登場しない。患者が退院した後に、黙っていることに耐えきれなくなった病棟師長が看護部長に報告した時点で、この問題は一気に看護部長の問題にもなるのだ。

報告を受けた瞬間、看護部長は倫理課題だと認識する。そして看護部を代表する立場として、どのように対応することが〝よい〟ことなのかを模索し始めるのだ。

事例にタイトルをつける

このように、私が管理者から聞き取った話のなかには、管理者自身がもともとの問題の当事者でないものがたくさんあった。自分が当事者なのではなく、部下の報告を受けたり、他の幹部と一緒に病院全体としての対応が求められたりした時点で、管理者の問題となるものがほとんどだった。そのため、倫理的問題の枠組みを検討する際には、報告を受けた内容や検討されるべき事項の倫理課題はもとより、自分にとっての倫理課題は何なのかを見失わないようにしなくてはならない。

この事例では、看護部長として看護師長の報告に十分耳を貸さず、問題から逃げたことが倫理的問題となる。そして、安全管理委員会の席上では、再び倫理課題の舞台へ引き戻されるのだが、そこでもみずからの意見を明らかにしないという2つ目の倫理的問題を生じさせている。それが、患者に対して誠意のない対応をするという組織倫理の問題へ発展させることになった。

この事例のように、よく読むと、1つの事例のなかにたくさんの倫理的問題が複合的に入っており、絡み合っていることがある。だから、本質的に問題だったこと、すなわち事例の幹となる倫理の問題に近づく必要がある。そこで、次のような作業を勧めている。まず、登場人物を名刺大の付せんにすべて書き出してもらう。次に、それを少し大きめの紙の上に貼りながら、その人物同士の間で何が起きていたのかを描いてもらう。ここで大切なことは「私」の付せんを忘れないことだ。この事例では、**図5**のようになる。「私」は看護部長だ。出来事が起きた順に①~⑧のように数字をふっておくと、時間の流れが明確になる。これができると、問題全体の俯瞰ができる。

次に事例に最適なタイトルを付けてもらうことをしている。

今回の事例には、当初「ガーゼの体内残存が隠された」というタイトルが付けられていた。たしかにそのタイトルどおりの事例なのだが、あえて〝私〟(看護部長)の問題だと捉えたら、どのようなタイトルになるかを考えてもらう。なぜ自分がこの事例を倫理的に気がかりな事例だと思ったのか。そこに焦点を当てるためだ。事例のなかに自分が内在してしまっているので、それには結構時間がかかる。そのため、タイトルをつけるときには一度全体を俯瞰してみて、どこにいちばん引っ掛かったのかを見つけて再接近するという思考が必要になる。**図6**には、この事例のなかで、どこに自らの倫理感が揺さぶられる問題があったのか、その枠組みをA、B、Cで例示している。

図5 倫理的問題における関係者の関係図：ガーゼの体内残存を隠した事例

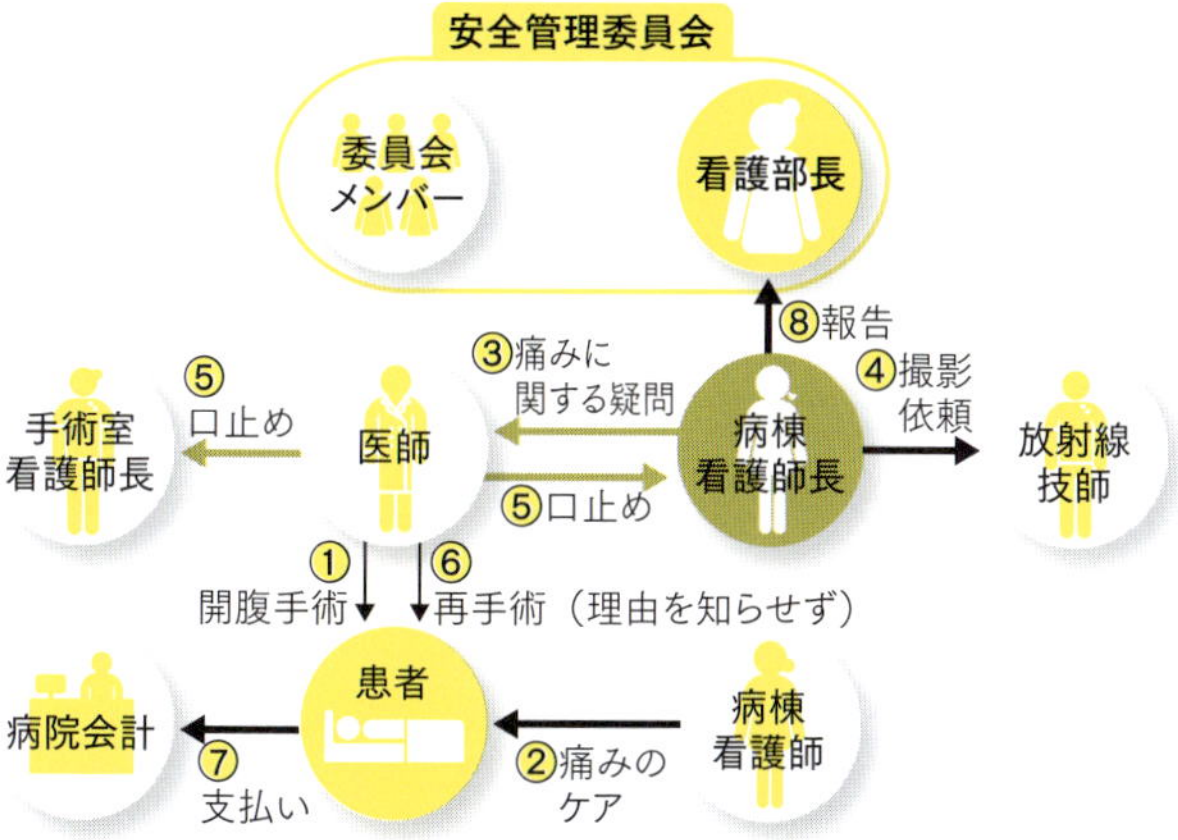

図6 倫理的問題を俯瞰する：ガーゼの体内残存を隠した事例

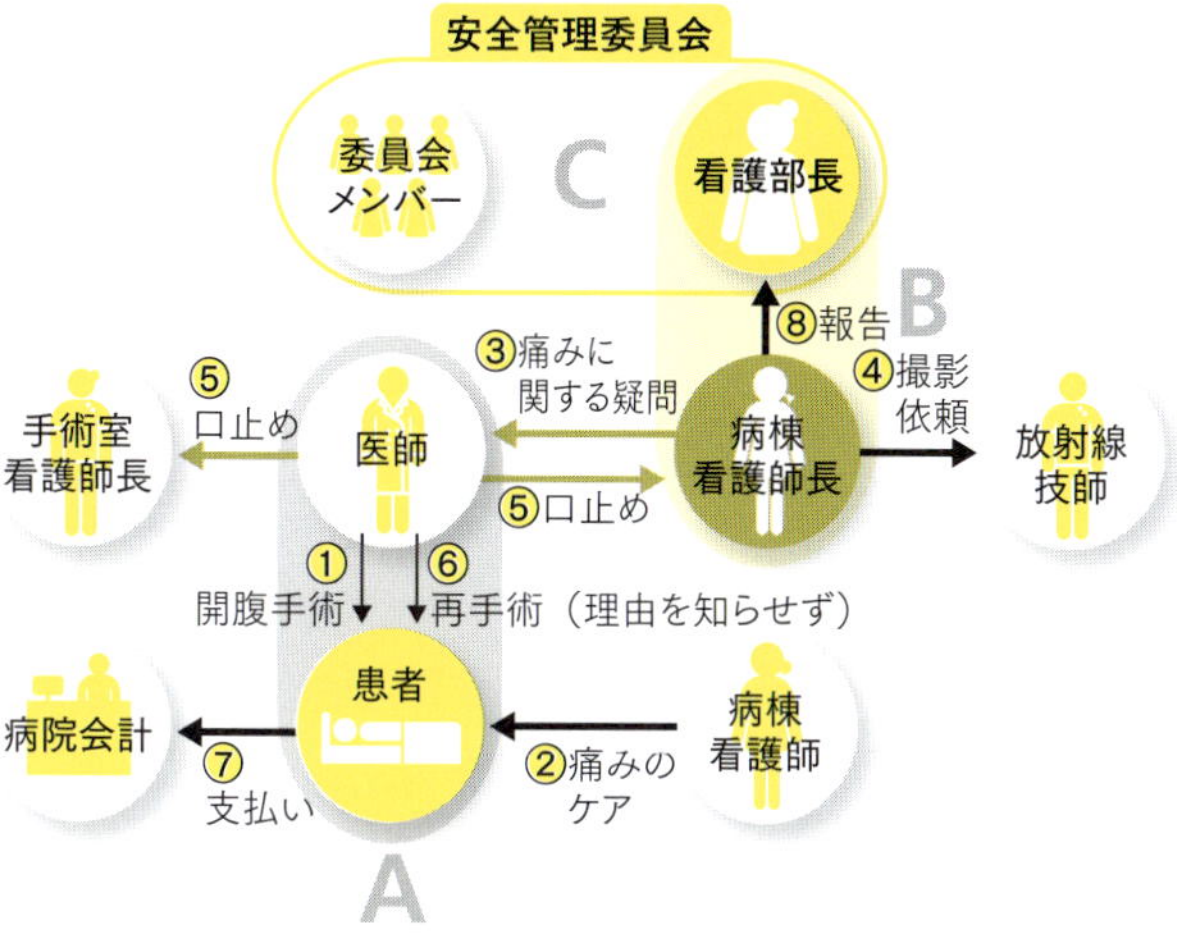

Ａ、Ｂ、Ｃそれぞれの枠組みに対して、タイトルを考えてみよう。

Ａ「ガーゼの体内残存が隠された」

このＡのタイトルは、病院組織の問題そのものを表わしている。そのため、このＡの枠組みには、「私」を主語にしたタイトルはつけにくい。医師自身の問題であり、事実を明るみにしようとしない病棟師長や手術室師長たちの問題だからだ。他方、ＢやＣの枠組みには次のように、「私」を主語としたタイトルをつけることができる。

Ｂ 私は、「病棟師長からの報告に向き合わなかった」

Ｃ 私は、「安全管理委員会で発言できなかった」

最後に、自らの倫理観が最も揺さぶられる出来事だったのが、Ａ、Ｂ、Ｃのどれなのかを考えてみる。それによって、向き合い方やアプローチが変わる。

Ａ「ガーゼの体内残存が隠された」は、医師への憤りや患者への申し訳なさ、看護師長たちの対応の情けなさなどに焦点が当てられることになる。このような組織であることへの責任を感じるのであれば、そこで看護部長は立ち向かえたはずなのに、実際は、向き合っていない。そう考えると、この看護部長の倫理課題の核心は、ＢやＣになる。

Ｂ「病棟師長からの報告に向き合わなかった」。これが最もしっくりくるのであれば、なぜ自分は手術室の看護師長に確認しようとしなかったのか、病棟師長を慮ったと言いながら自分の保身に走らなかっただろうかといったことが振り返られるであろう。

C「安全管理委員会で発言できなかった」。このことを悔やんでいるのであれば、勇気ある行動とは何だったのか、あるいは組織としての決定プロセスに看護部長としてどのように存在すべきだったのかなどが議論されてもいいだろう。

一見複雑に思える事例でも、紐解いていくと、その構造が明らかになっていく。問題の枠組みも変わることがある。

看護師長の倫理的問題を俯瞰してわかったこと

かつて、このような手法を使って、看護師長たちから聞き取った倫理的問題を整理したことがある。[14] 倫理的問題は、研究協力の了解を得た3つの病院の看護師長や主任によるグループワークで出されたものである。グループワークは、「日常、あなたが倫理的に問題だと感じていること」を書き出すという作業を5、6人で行なうことから始まった。

書き出された倫理的問題の数は297。それらを人に関する問題とシステムに関する問題に分けた。そして人に関する問題である266について、当事者である看護師長を中心に、どのような人との関係のなかで起きているのかを描いた（**図7**）。すると、以下の16通りのパターンがみられた。それぞれのパターンについて、例を用いながら説明してみよう。

図7 看護師長を取り巻く人との関係性にみられる倫理課題の16パターン

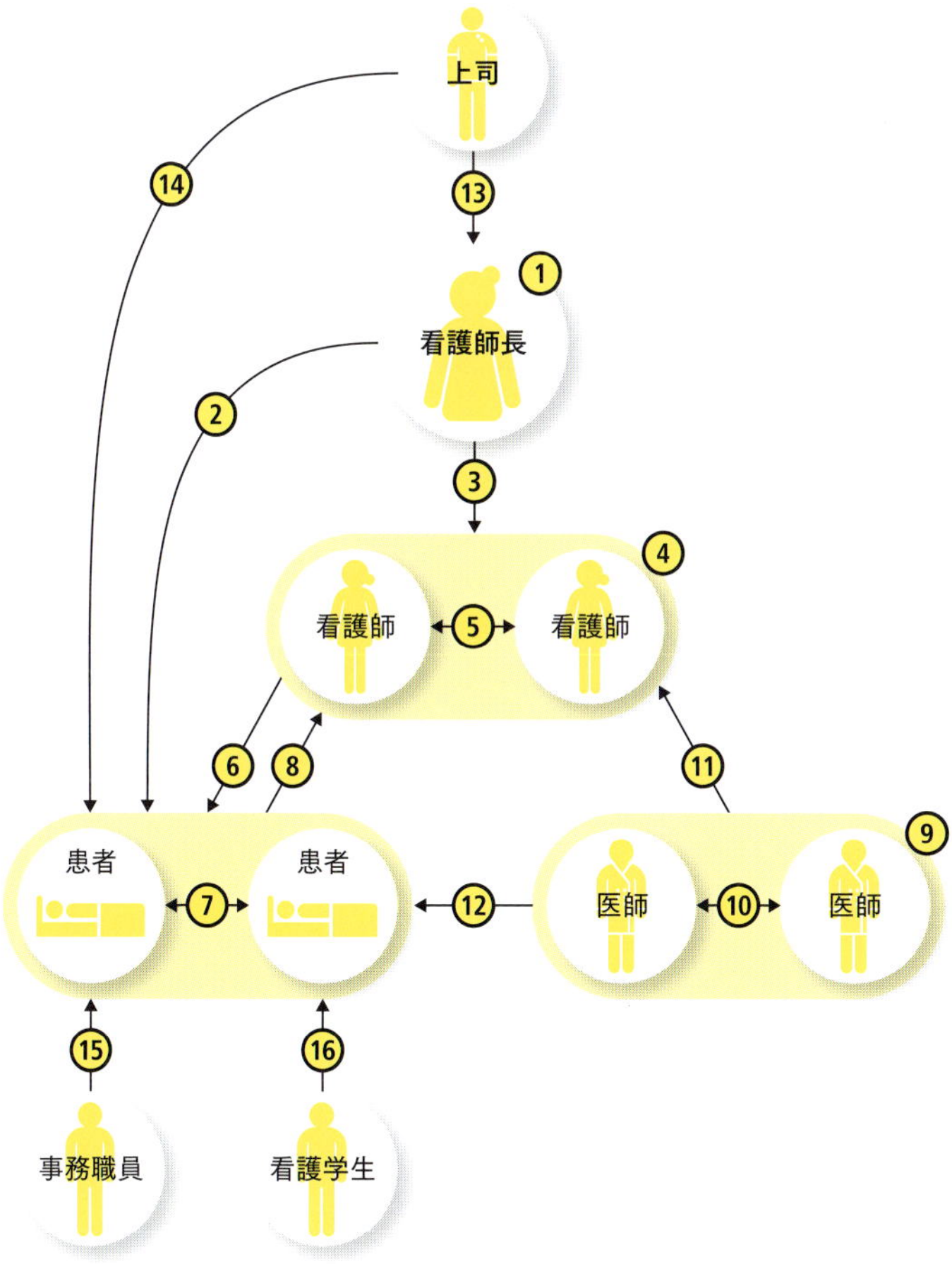

①看護師長自身に向けられる倫理課題

　このパターンは、看護師長自身が、人として、また管理者として倫理的に成熟していないという自覚を示している。

・悪いとわかっている現場での状況を黙認している。

・自分に仕事意欲がないのに、看護師の仕事を管理している。

②看護師長から患者に向けられる倫理課題

　看護師長自身が、患者や家族に対して、倫理的ではない考えや態度を示していると認識しているパターンである。

・特定の患者に先入観を抱いた対応をしている。

・患者に対して公平な態度をとれない。

③看護師長から看護師に向けられる倫理課題

　看護師長自身が、看護師に対して、倫理的に対応できていないと認識しているパターンである。

・体調不良の看護師には休みをとらせたいが、無理を承知で働かせている。

・自己主張の強い看護師と向き合うのが煩わしく、そのまま意見を採り入れている。

④看護師にみられる倫理課題

看護師長が、看護師の態度や言動に倫理的問題を感じているパターンである。

- 看護師が専門職として自己研鑽したり向上心をもったりしない。
- 看護師が仕事の手を抜く。
- 看護師が自分で自分を低めるような態度をみせる。

⑤看護師から別の看護師に向けられる倫理課題

看護師同士の間で生じている倫理的問題を認識しているパターンである。

- 先輩看護師が後輩看護師に対して、いじめに近い対応をしている。
- 他の人の仕事の足を引っ張る言動が看護師にみられる。

⑥看護師から患者に向けられる倫理課題

看護師の患者に対する態度や行動に誠意がなかったり、患者を尊重する姿勢がみられなかったりするなど、倫理的ではない状況を看護師長が認識しているパターンである。

- 看護師が患者に対して「○○ちゃん」などの不適切な言葉を使う。
- 看護師が患者の個人情報を大きな声で話す。

⑦患者から別の患者に向けられる倫理課題

患者が、他の患者や周囲への配慮に欠ける言動をとることを看護師長が認識しているパターンである。

・面会に来た子どもが大声で泣きわめくのを当該患者が注意しない。

・患者が他の患者の個人情報を話題にしたがる。

⑧患者から看護師に向けられる倫理課題

患者の看護師に対する暴言・暴力やハラスメントを認識しているパターンである。

・看護師が患者から「刺すぞ」と脅される。

・看護師が入浴介助中に患者から卑猥な言動をうける。

⑨医師にみられる倫理課題

医師の態度や言動に倫理的問題を感じているパターンである。

・医師がチームでとりきめた約束を守らない。

・医師が患者を尊重しないような言葉を平気で使う。

⑩医師から他の医師に向けられる倫理課題

医師から別の医師に向けた言動や対応に倫理的問題を感じているパターンである。

・医師の間では、互いに指摘や注意をし合うことがほとんどない。そのため、明らかにおかしいと思われることも黙認され、結果的に患者に不利益をもたらしている。

・医師が部下を指導するときに、馬鹿呼ばわりしている。

⑪医師から看護師に向けられる倫理課題

医師が看護師を見下すような態度をとったり、ハラスメントを起こす状況を、看護師長が倫理的ではないと感じているパターンである。

・気に入らないことがあると、医師が看護師に八つ当たりする。

・医師が看護師の発言に対して耳を貸さない。

⑫医師から患者に向けられる倫理課題

医師が患者や家族に対して倫理的に問題だと思われるような対応をしているパターンである。

・医師が自分が進めたい治療の方針だけを患者に説明している。

・医師が患者を診ずに診療記録を書いている。

⑬上司から看護師長に向けられる倫理課題

上司の判断基準や評価方法に対して、不公平さや不信感などを看護師長が感じているパターンである。

・看護部長が病院の経費で研修に行く人をどのように選んでいるのか不透明である。
・院長からの十分な説明がないまま、突然組織の方針が変わり現場が混乱している。

⑭上司から患者に向けられる倫理課題

上司の患者への対応に不公平さや不自然さがみられるパターンである。
・患者が有名人だと、現場の了解は後回しで、優先的に治療・ケアすることを約束してしまう。

⑮事務職員から患者に向けられる倫理課題

看護師長が、事務職員の対応や言動に倫理的ではないと感じているパターンである。
・受付事務職員のなかには、文句を言う患者は看護師に対応させ、おとなしい患者には強気で接する人がいる。
・看護師の申請書類提出の遅れには厳しいが、医師の書類は受け取る。

⑯看護学生から患者に向けられる倫理課題

看護学生は、一生懸命に患者のケアをしようとするのだが、技術不足ゆえに患者に心身の負担をかけることがある。次の世代の看護師を育てるために実習は必要だとわかっていても、治療目的で入院している患者に負担をかけていることに申し訳ないと思うことがある。

・看護学生に気を遣って患者がケアを我慢している。

これらの内容はあくまでも3つの病院のグループワークで出てきたものである。そのため、どの病院でも起きているとは限らないし、起きる頻度もまちまちだと思う。また、医療機関に勤めていない方は、病院はこんなにひどいところだとは決して思わないでいただきたい。医師の事例が多いのは、ともに仕事をする頻度が高いからだ。わずかな例外を除き、大半の職員は懸命に治療やケアにあたり、高い志をもって仕事をしている。倫理感もとても高い専門職集団がいるのが病院だ。ここでみてほしいのは、看護師長という職場の管理者からみえている倫理課題は、直接看護師長に関するものだけではないという倫理課題の構造である。

今一度図7を見てほしい。看護師長から出る矢印は、患者に向いている②と、看護師に向いている③の2つだけだ。看護師長に向けられた矢印に至っては⑬のみである。つまり、①の看護師長自身というパターンを含めて、看護師長が直接関係するのは、16パターンのうち4パターンだけである。残りの12パターンは、看護師長には直接結びついていない倫理的問題だということである。すなわち、看護師長は、自分以外の人の間で発生している事柄を〝自分の〟倫理的問題だと認識していたのである。

管理者は、職場で起きている諸処の事柄に目を配り、常に職場の安定を図るようにマネジメントを行なっている。また全体への目配りをしながら、患者サービスの質を最大化するように努めている。それを乱すような人と人との関係には調整能力を発揮し、よりよい風土づくりを心掛けている。そのため、自分が当事者ではなくても、他者間に生じている倫理的問題にも敏感なのである。

ここで取り上げた3つの病院に限らず、管理者研修で付せんを配り、1枚につき1つの倫理的問題を書いてくださいと言えば、5分足らずで、どの人も3つや4つは書き上げる。そのくらい、倫理的問題への関心は高い。だが、次にその1つずつについて、どのような倫理的問題なのかを「私」を主語にして説明するように促すと、意外に「私」が主語ではないことに気づく。

例えば、「安全確保のために、患者を紐で拘束している」という例は倫理的問題として必ず出てくる。現場で実際に拘束しているのはスタッフの看護師であるため（パターン

⑥)、管理者である「私」は主語になりにくい。あえて「看護師長」を主語にするならば、〝私は、安全確保のために看護師が患者を紐で拘束するのを認めている〟という倫理的問題になろう。

また、「看護師に意欲がなく、自己研鑽しようとしない」(パターン④)というのもよく出る例だ。「私」を主語にすると、「私は、看護師に意欲がなく自己研鑽しようとしないことに手をこまねいている」となる。

このように「私」を主語に表現し直したところで、起きている現象には変わりはない。しかし、その問題が何の問題なのか、誰の問題なのかを明らかにすることは、そこに管理者としての〝私〟がどう関わっているのかを整理することにつながる、問題に対する自分の位置づけを確認することができるのである。整理した結果、「ああそういうことか」と手を打つとき、倫理的問題に気づくという段階を1つ越えて、道徳的に思考する段階に入っていくことになる。

第5章

管理者の〝役割〟を生きる

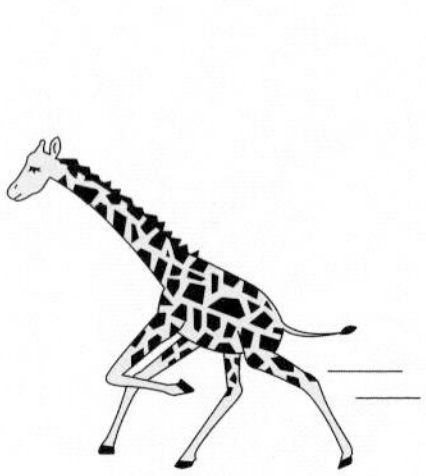

私自身が看護部門のトップを務め、また管理者を任命する立場になったときにつくづく思ったことがある。それは、管理者になるというのは、覚悟がいるということだ。この人ぞと思う人に、「あなたに看護師長になってほしい」とか「副看護部長をお願いしたい」という昇格人事の話をする。すると、多くの場合、〝務まるだろうかという不安〟を〝認められたうれしさ〟がカバーするのがわかる。だが、時にはその逆もある。〝認められたうれしさ〟を〝務まるだろうかという不安〟が覆い隠していくこともあるのだ。

そんな〝不安〟を〝自らが成長する機会〟と捉え直し、覚悟をもって役割を引き受けた後は、それを遂行すべく誰もが学び始める。先輩管理者から学び、部下から学び、失敗から学び、研修で学ぶ。そして、管理者らしくなっていく。やがて自分と〝管理者〟の一体感(管理者としてのアイデンティティ)が生まれ、腰を据えて管理業務をこなすようになる。しかし、管理者として倫理課題を検討するときには、自分が異なるアイデンティティの集合体であることに、あえて向き合わなければならないことが起こる。自分はどの自分を大事にして倫理課題に向き合うべきかに戸惑うことがあるのだ。

私たちは、複数の役割をもちながら社会生活を送っている。それでも、通常は1人の人間として筋を通して生きているはずなのに、倫理課題に直面すると、筋を通しづらくなる状況が生まれる。本章では、そのような状況において、管理者という〝役割〟を生きることを考えてみたいと思う。

優秀な管理職とは

次の文章は、阪神・淡路大震災から1年後の『看護管理』1996年3月号に掲載された座談会の記事[28]の抜粋である。

役割を果たす優秀な管理職とは

杉野 普段優秀な管理職は、誰もがハイになってしまうような危機状態でも優秀なんですか？

新道 婦長以上の90％が1日のうちに病院にかけつけてくれましたが、来れなかった人もいました。管理者のステータスをもらった以上、何か起こった場合には「私」よりも「公」を優先してほしい、それが期待されているということの教育が必要だったと反省しています。

杉野 役割行動をとるときには、重複成員性というのがあると思います。確かに、管理者という役割もあるでしょうけれども、母という役割も、妻という役割も、自治会の役員というのもあるでしょう。地域に住んでいて、あの瞬間を迎えた時に、どの役割を選択するかということになっただけだと思うんです。それよりも、母しかできなかったんじゃないだろうかとか、妻でいたほうがよかったんじゃないかと思うんですよ。かけつけられない人がいてもよかった。それを無理するほうが、すごくつらいです。

三島 うちにも母子家庭で母をするしかなかった看護婦がいます。その人は、避難所で救護活動をしながら、何度も病院に連絡してきて、5日目に出勤しました。

新道 その人がその役割をせざるをえなくて、その人しかできなかったら、やはりそれは専念してほしいと思います。管理者として、母や妻の役割が必要な状況の中で、「しなければならない」ことを強要してはいけないし、それを間違えると看護婦を追い込んでしまいます。病院に来なかった人は、「罪」の意識をもっていますから。

〈出席者〉杉野元子氏（看護組織開発研究所代表）、新道幸惠氏（神戸大学医学部附属病院看護部長）、三島敦子氏（神戸赤十字病院看護部長）＊肩書きはいずれも掲載当時。また、看護婦や婦長の表現も当時のママ。

ここで問いである。

この囲み記事を読んで、この場合における「優秀な管理者」についてのあなたの考えを100字程度で記してください。

看護師長に「罪」の意識をもたせないために、あなたが上司の看護部長ならどのように声をかけますか。

あなた自身がこの事例の当事者だったとしたら、母親役割と管理者役割のどちらを選択すると思いますか。

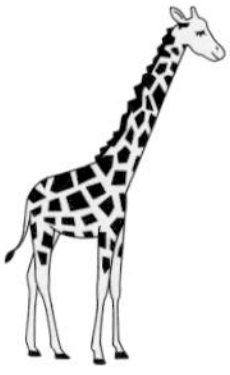

阪神・淡路大震災後、私は神戸市灘区の小規模病院を中心に、看護部長職の方々から被災後の看護の状況を聞いて歩いたことがある。その際にもこの記事と同様の話はたくさん聞いた。

「出勤した人は評価される。でも、後に子どもがPTSDになったとき、なぜあのとき自分はわが子のそばにいてやらず、出勤することを選んでしまったのかと悔いる看護師もいた」

そんな話を聞いたとき、なんと切ないことかと思った。職業（看護師）に付随する役割は社会から期待される。職位（管理者）に付随する役割は組織から期待される。母親に付随する役割は、子どもから期待される。それに応えることができるのは、たった1人の自分だ。どの役割を選ぶべきか。職業倫理が揺らぐ厳しい選択である。後で振り返ってみても、どちらか一方しか選べなかったことに変わりない。どちらを選ぶことも正しいと思われるなかで、どちらか一方しか選択できないことの苦しさを象徴する話だ。

もちろん、必ずしも全員が葛藤するわけでもない。躊躇することなく現場に駆けつけた人もいれば、当然のように家族とともに過ごすことを選んだ人もいた。その瞬間の選択は、その人を取り巻く環境や、普段から何を大事にしているかというそれぞれの軸に依るところが大きい。

役割とアイデンティティ

ここで、役割の考え方について触れておこう。

役割とは、もともと演劇のなかで役者が演じる役柄やその演技のことを指す。演じる場としての舞台と、演じる相手としての観客がいて、その役割が認識される。社会生活のなかでは、どの人にも何らかの役割が付与されている。例えば、親役割、看護師役割、管理者役割などである。1人の人が多様な役割を複合的に担っているのが普通であり、その役割を舞台や観客に応じて使い分けている。

先ほどの例で考えてみよう。日々のなかでは、母親役割、看護師役割、管理者役割をうまく使い分けながら、そのどれをもがんばってこなしている。しかし、震災直後という状況下において、自分はどのアイデンティティ（母親としての自分、看護師としての自分、管理者としての自分）で役割を果たすことが望ましいのかを選ばなければならなかった。平時とは異なり、時間がくれば勤務が終わるとか、明日になれば余震がなくなるといった予測は全く立たないなかだ。母親役割をとるか看護師役割をとるかの選択に葛藤は生じる。

社会学では、これを役割間葛藤とよんでいる。

また、役割内葛藤という言葉もある。これは、看護師という役割のなかで、安全を優先させるか人権を優先させるかといった、2つの正しいとされる選択に惑うような場合である（**図8**）。

バダラッコ[29]は、なすべき正しいことが複数あるのに、そのうちの1つしか選択できないとき、人はその課題に応じて「自分は一体誰なんだ？」「私たちは一体誰なんだ？」「社会に対してどう責任をとるべきか？」と、自らのアイデンティティを問うと述べている（**表1**）。

震災直後に出勤するか家族とともに行動するかという選択肢を前にしたとき、自分が主任や係長だったとしたらどうするだろうか。

図8 役割間葛藤と役割内葛藤

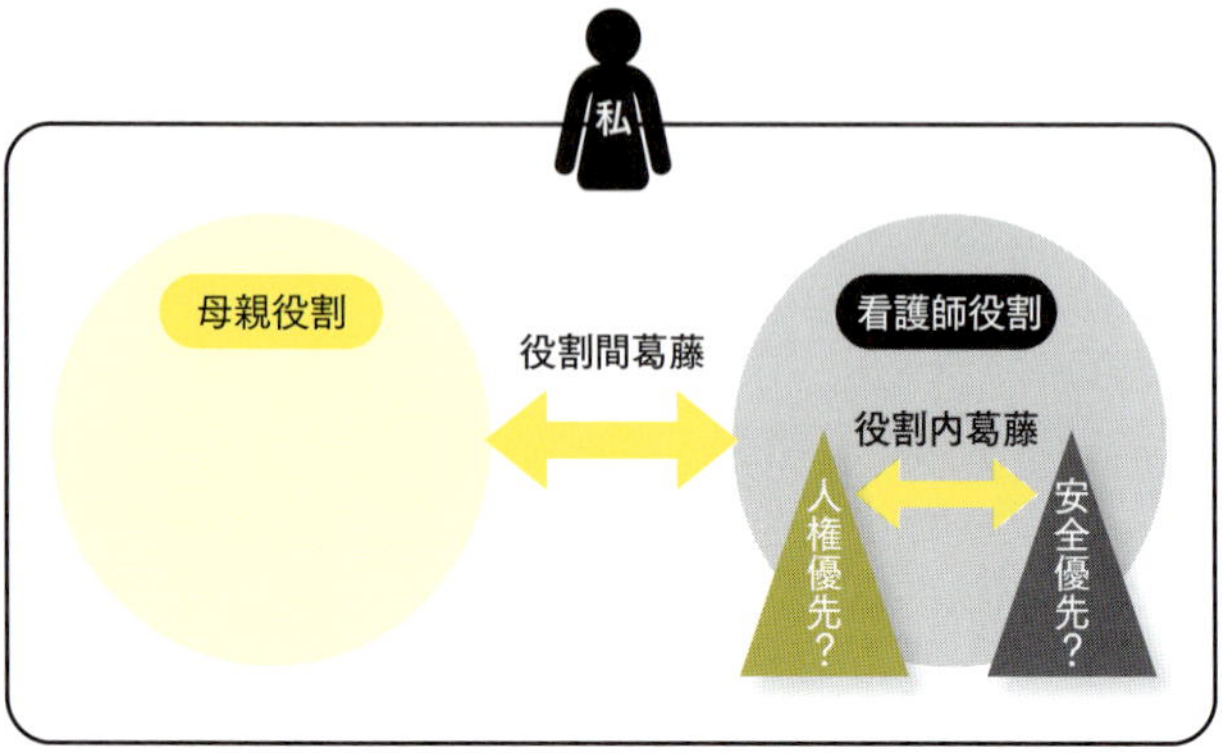

あるいは、管理者になったばかりの経験が浅い役職者だったらどうだろうか。バダラッコの言葉を借りれば、このような問題に直面すると、「私は誰か」「私は何のために生きるのか」「どんな後悔なら許容できるか」という個人のアイデンティティや人生の意義といった基本的な問題が浮き彫りになるという。

また、自分が師長や課長などの中間管理職だったらどうか。個人としての生き方に加え、「われわれは誰か」「われわれは誰のためにあるのか」が問われることになる。同じ職場の部下たちは、看護

表1　マネジメントの階層の違いによる倫理課題への向き合い方が与える影響

マネジメントの階層	倫理課題に向き合うときの自らへの問いかけ	倫理課題への向き合い方が与える影響
就任間もないファーストラインマネジャー（主任や係長クラス）	「私は誰か」 「私は何のために生きるのか」 「どんな後悔なら許容できるか」	個人のアイデンティティや人生の意義といった基本的な問題が浮き彫りになる。
ミドルマネジャー（課長もしくは部長クラス）	「われわれは誰か」 「われわれは誰のためにあるのか」 「われわれの規範や価値観は何か」	職場レベルのアイデンティティと存在意義の問題が浮き彫りになる。 職場でともに働く者同士がどのようにつきあっていくかの指針となる。 職場の価値観や規範を示す。
トップマネジャー（経営者クラス）	「社会に対しての責務は何か」 「従業員に対する責務は何か」	一企業（病院）が、社会のほかのグループとともに果たすべき責任は何かが問われる。

ジョセフ・L・バダラッコ著，金井壽宏監訳，福嶋俊造訳：「決定的瞬間」の思考法 ── キャリアとリーダーシップを磨くために．東洋経済新報社，2004 をもとに筆者作成

師長がどのような行動をとるのかを見ている。どう意思決定するのだろうかとか、信頼に足る人物だろうかなどを推測する。そして、実際に選択された行動は、部下の行動規範を形成し、管理者が率いる人間集団としての部署内部での倫理性の意味をつくっていくことになる。

より上位にいる管理者は、「社会に対してどう責任をとるべきか」が問われる。患者やその家族、従業員、地域の人々、出入り業者の人たちなど、関係するすべての人たちのことを考えながら、組織が社会にあることの意味を考えなければならない。アイデンティティの揺らぎは、役割間葛藤も役割内葛藤も引き起こす。

このようなアイデンティティの揺らぎを裏付ける調査結果も報告されている。Borawski[30]によれば、調査対象者（104名）の28％が管理職としての義務と看護専門職としての義務の間での葛藤経験があると答えているのである。それぞれの立場によって何を大切にすべきかが異なる場合、そこに混在する倫理・道徳規範にどのように重みづけをすればよいのかに迷いが生じる。バランスをとるための努力をするなかで、何かが選択される。その一方で、何かが排除されるのである。

特に経営トップの場合、どの立場で判断することが正しいのかに戸惑うのは、次の4つの倫理的責任をもっているからだといわれている。[31]

（1）個人としての責任
（2）組織のリーダーとしての責任
（3）経済社会の活動の担い手としての責任
（4）組織の垣根を越えた責任

それぞれについて簡潔に述べれば、「個人としての責任」は役職や職業に依拠しない1人の人として正しいことをする責任をいう。「組織のリーダーとしての責任」は、職員全体のことを考えて判断する責任をいう。「経済社会の活動の担い手としての責任」は株主など組織を支えたり出資する人たちへの責任をいう。そして、「組織の垣根を越えた責任」は、自組織が社会の一部であることを前提に社会に対して果たすべき責任をいう。

また、看護の経営トップのアイデンティティは、「男性社会にいる女性であり、管理職の世界にいるナースであり、ビジネスの世界にいる臨床家である」[32]とも表現されている。

これらを考え合わせ、本書では、看護管理者には【個人】【看護師】【組織人】【管理者】の4つのアイデンティティがあることを前提に議論していきたい。なおオリジナルの論文[33]

では、４つのアイデンティティを【個人】【看護職】【組織人】【経営者】としていたが、現場の師長や看護部長を補佐する副看護部長や次長たちの倫理課題を検討する際にも、次に示す17の道徳的要求が有効だということがわかった。そのため本書では【経営者】を【管理者】に置き換えて適用範囲を広げている。

4つのアイデンティティと17の道徳的要求

ここで、読者の皆さんには、現実に自分の身に起きた「倫理的問題だと思う事例」を1つ思い浮かべてもらうことにしよう。その内容をメモ書きでよいので記しておいてほしい。

〈メモ〉私が倫理的問題だと思うこと

かつて私は、「これまで看護部長をしてきたなかで、いちばん意思決定に苦しんだ倫理課題」についてのインタビューを25人の看護部長に行なった。そして、25人から得られた合計48の倫理課題の内容を分析した。その結果、先ほどの4つのアイデンティティそれぞれにおいて、道徳的に正しいこと（道徳的要求）が複数あることがわかった（**図9**[33]）。

4つのアイデンティティのうち、職業や所属組織には関係なく、［個人］としての私に求められる道徳的要求は、「個人の誇りを守る」「市民として行動する」「ハラスメントに声を上げる」「社会的に人を助ける」の4つである。［看護師］というアイデンティティに対しては、「看護の質を保証する」

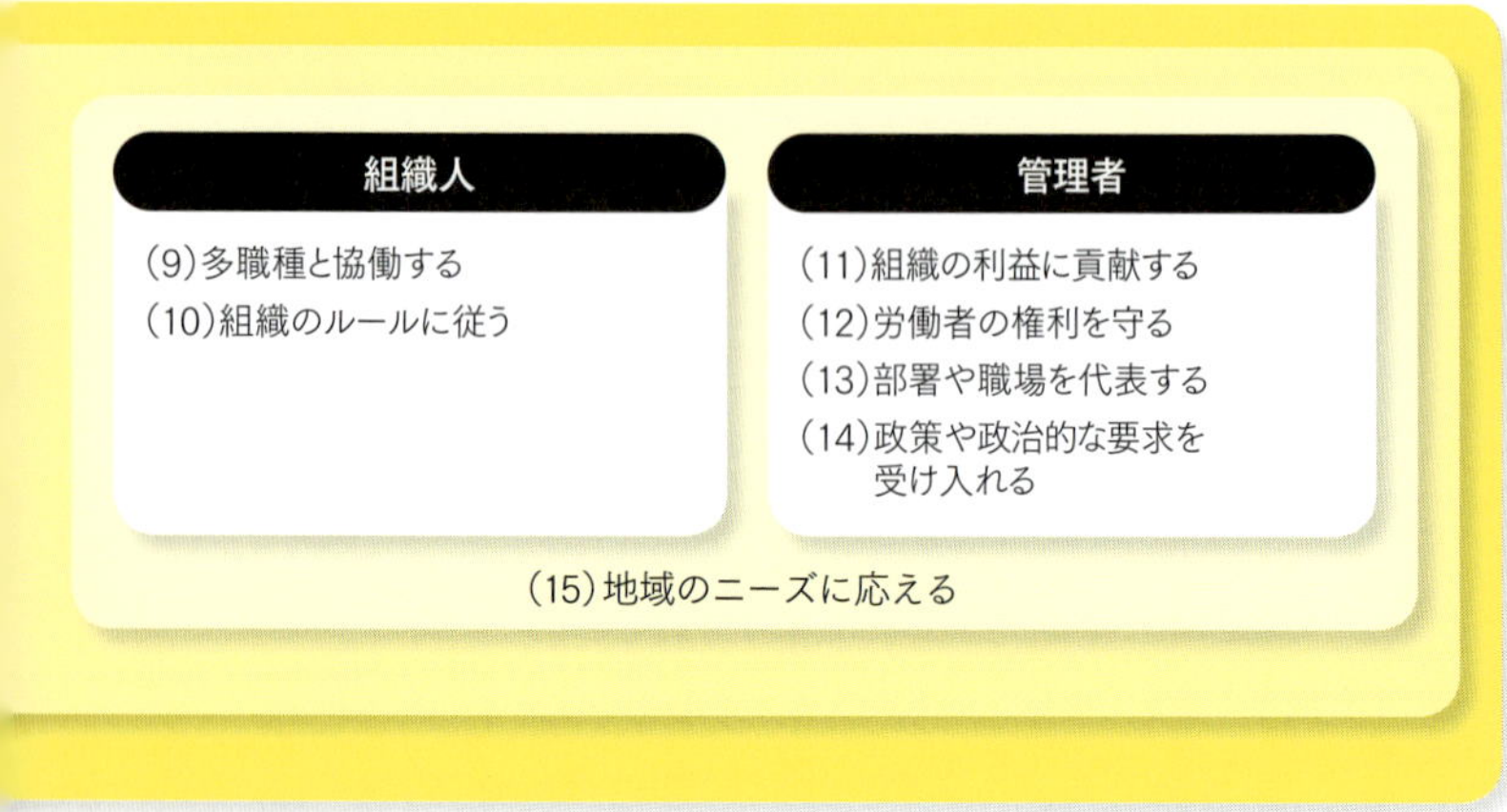

「看護専門職としての誇りを守る」「患者の権利を尊重する」「患者の生命を守る」の4つの道徳的要求がきわめて重要となる。これらは、看護師という職業に求められる要求ともいえる。

また、組織に生きる人間としてどうあることが正しいことかが求められる【組織人】としてのアイデンティティには、「多職種と協働する」「組織のルールに従う」の2つの道徳的要求がある。【管理者】のアイデンティティは、管理的職位をもつ人にある。その【管理者】には、「組織の利益に貢献する」「労働者の権利を守る」「部署や職場を代表する」「政策や政治的な要求を受け入れる」の4つの道徳的要求がみられた。

図9 看護管理者に求められる17の道徳的要求

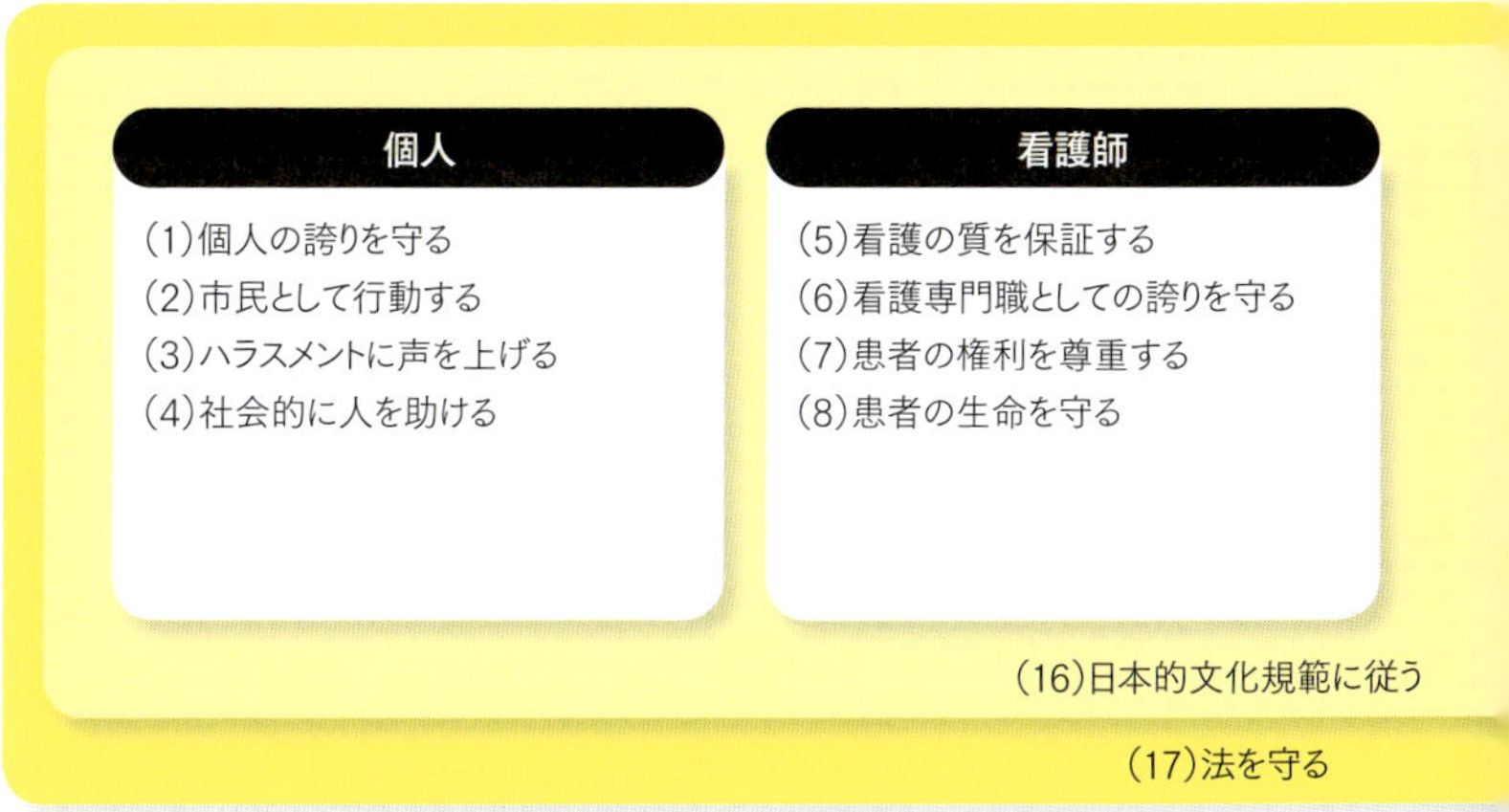

また、すべてのアイデンティティにかかる道徳的要求として、「法を守る」と「日本的文化規範に従う」があった。そして、「地域のニーズに応える」という道徳的要求が【組織人】と【管理者】の双方のアイデンティティに求められていた。これらすべて合わせると17の道徳的要求となる。いずれも自分に向けられる要求である。

さて、重要な発見事実の1つ目は、看護管理者はこれらのうちの1つ、もしくはいくつかを同時に満たすことができない場合に、倫理課題を認識しているということである。2つ目は、複数の道徳的要求を同時に満たすことができない場合には、それらが対立することがあるということだ。この場合、対立する道徳的要求が、異なるアイデンティティから由来していれば役割間葛藤を、同じアイデンティティから由来していれば、役割内葛藤を生じさせていることになる(33)。

次の2つの看護部長の倫理的問題を例に、図9を参照しながら道徳的要求がどのようにぶつかり合っているのかをみていこう。

事例 患者の個人情報開示への迷い

院長の長期不在時、警察から、「犯罪を起こす可能性のある人物が入院している。その患者の病状や退院予定などの診療情報を教えてほしい」と頼まれました。私は、正当な理由なしに業務上知り得たことを漏らしてはいけないという保助看法は理解していました。だから、警察の人に「どのような犯罪なのか教えてほしい」と聞いたら、「こちらにも守秘義務があって答えられない」と言われたので、本当にどうすればよいのか困りました。今なら、文書を交わすなどの正式な対応がなされるのでしょうが、当時は、個人情報保護法（2005年4月に全面施行）もない頃でしたから、このような悩みは絶えませんでした。

この話からは、看護部長が、地域の治安を守りたいという気持ち（「市民として行動する」）と、【看護師】として守秘義務を守る（「法を守る」）という道徳的要求とが葛藤していると読み解くことができる。看護部長にとってどちらを貫くのも道徳的に正しいと思われるなかで生じたジレンマである。天秤に載せるとⒶのようになろう。

事例

看護が必要な患者に看護ができない

当院は急性期病院で、救急車は断らないという方針があります。そのため、満床でも救急患者が続々と運ばれてきます。ベッドが足りなくなると、治療上の優先順位の低い人に退院、もしくは、転院をお願いします。時には、これからの看護師の関わりが重要だと思われる患者であっても、看護の体制が十分でない病院にみすみす転院させなければなりません。

以前も転院先の病院で、患者がすぐに褥瘡をつくったり、肺炎になって1週間で亡くなったということがありました。当院の看護師が関わることでＱＯＬ（生活の質・生命の質）が上がることが確実な患者さんであっても、ベッドを調整するために、そういった施設に転院してもらわざるを得ないことがつらいです。

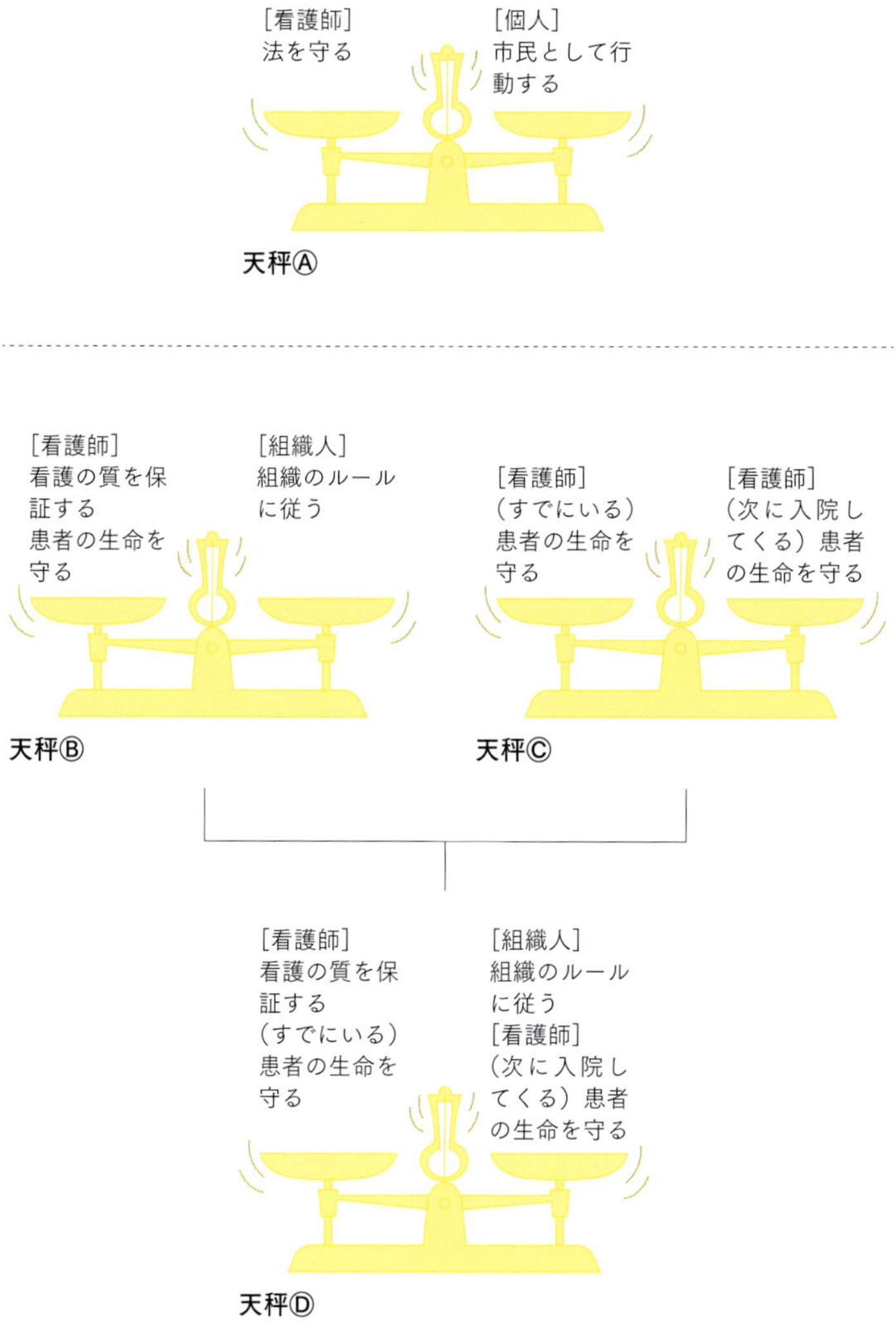
[看護師]
法を守る
[個人]
市民として行動する
天秤Ⓐ
[看護師]
看護の質を保証する
患者の生命を守る
[組織人]
組織のルールに従う
天秤Ⓑ
[看護師]
(すでにいる)患者の生命を守る
[看護師]
(次に入院してくる)患者の生命を守る
天秤Ⓒ
[看護師]
看護の質を保証する
(すでにいる)患者の生命を守る
[組織人]
組織のルールに従う
[看護師]
(次に入院してくる)患者の生命を守る
天秤Ⓓ

この話には、転院した患者の予後が悪くなったという過去の経験が、背景として存在する。天秤Ⓑのように【看護師】として「看護の質を保証」し、「患者の生命を守る」という道徳的要求と、【組織人】として「組織のルールに従う」こととが対立している。また、天秤Ⓒのように、すでにいる「患者の生命を守る」のか、次に入院してくる「患者の生命を守る」のかという【看護師】のアイデンティティ内の葛藤も考えられる。

これらⒷとⒸの天秤を合わせると、Ⓓの天秤のようになるのがわかるだろうか。右側は、組織のルールとして、次の救急患者を受け入れなければならないことである。そして、左側は、今入院している患者に対して最善の看護をすることである。それぞれにおいて、求められる道徳的要求が天秤の皿の上に載っている。そして、役割間葛藤と役割葛藤のどちらも生じていることがわかる。

どの道徳的要求を満たせないでいるのか、またどのような道徳的要求がぶつかり合っているのかを明らかにすることは、自分が大切にしようとしている価値観を明確にするプロセスである。そして、そのプロセスを歩むということは、倫理課題への気づきから〝道徳的推論〟、すなわち道徳的になすべきことは何なのかを道徳的な規準に基づいて考えるという次の段階に入ることでもある（**図10**）。

倫理的な問題は、混沌としているようでも、整理するためのヒントがあると何がどのように混沌としているのかがわかり、何を優先させて向き合えばよいのかということや、時には、解決の糸口が見えるようになる。この〝17の道徳的要求〟の視点も、どのような倫理課題なのかを明らかにするための整理に使っていただければと思う。

ここから先は、17の道徳的要求の1つずつについて解説していこうと思う。ここに出てくる例も、特定の個人や組織を指すものではない。あくまでも研究や研修を通して得たデータをまとめ直したものである。

(1) 個人の誇りを守る

「個人の誇りを守る」とは、所属、職

図10 満たせない道徳的要求を明らかにする過程

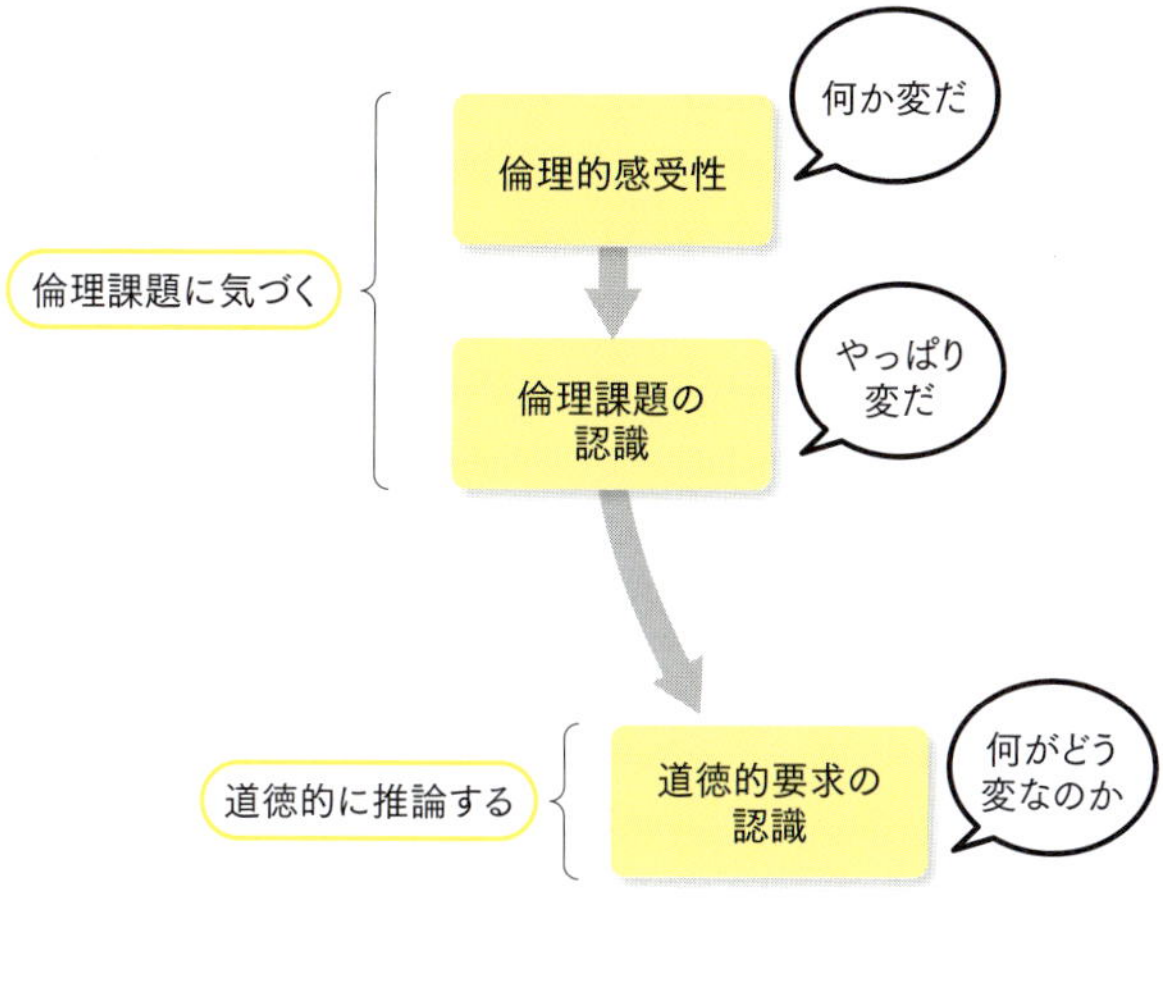

種、職位などには関係なく、1人の人間として自分の信念や誇りを守ることである。どのような状況においても、自分は1人の人として尊重され、対等に扱われるべきだという道徳的要求である。

次の2つは、「個人の誇りを守る」ことができなかった例である。

・私は誤った判断はしていないし、謝罪が必要だとは思えないことだった。しかし、その場を収めるために、信念を曲げ、自分を捨てて頭を下げた。

・管理者として、ご家族の前に立ったとき、「くそばばあは引っ込んでろ」と言われた。憤りを感じたがこらえた。

(2)市民として行動する

「市民として行動する」とは、社会に生きる者として公共の利益を考え、公共のために行動しようとすること、あるいは地域のために自らの意思で何か貢献しようとすることをいう。

・休日に、地域ボランティアをしていたら、「スタッフが働いているのに、管理者は他の仕事をしている。その時間があったら、病院ですることがあるのに」

とSNS（ソーシャル・ネットワーキング・サービス）に書き込みをされた。

(3)ハラスメントに声を上げる

「ハラスメントに声を上げる」は、私の以前の論文[33]では「女性であることを受け入れる」としていたものを変更した。論文発表から十数年が経ち、その間、社会のなかではセクシュアルハラスメント以外にも、パワーハラスメント、アカデミックハラスメント、エイジハラスメントなどの言葉が生まれてきた。性別、年齢、職位などによる区別はあっても差別はあってはならない。もしも、それを感じるようなことがあれば、許しがたいこととして声を上げるような道徳的要求が喚起される。

- 男性医師から身体を触られたという女性看護師の話を聞き、院長に直訴したが、「女性はすぐに感情的になる。そんなに大騒ぎすることはない」とたしなめられた。
- 酒宴の席で、院長がみんなに聞こえるような声で、某診療部長を無能呼ばわりしていたが、誰も止めに入れなかった。

(4)社会的に人を助ける

「社会的に人を助ける」とは、困っている人を助けることをいう。私たちは社会のなかで困っている人がいれば、できる範囲でなんとか力になりたいと思うものだ。看護師が職業として患者を助けることとの違いを明確にするために、〝社会的に〟という表現を添えている。

・ある看護師長の管理能力が低く、何度も同じミスを繰り返すため、面談の席で降格もありうるという話をした。しかし、自分が一家の生計を支えており、管理職手当がなくなると困ると言われた。

・未払い金がたまっている患者さんが受診に来る。悪びれるでもなく、むしろ平然と未払いで受診されるが、断ることができない。

(5)看護の質を保証する

「看護の質を保証する」とは、看護師として適切な看護ケアを提供することをいう。専門職としてなすべき看護ができないときに、そのことは倫理課題として認識されやすい。例えば何がよいケアなのかがわかっているのに何らかの状況によってそれが阻まれている、質が劣るとわかっているケアを行なわざるを得ない、最善を尽くせていないなどの状況が考えられる。

・前に勤めていた病院では、褥瘡ケアの看護用品に困ることはなかったが、新しい着任先では、数少ない看護用品で時間と手間をかけてケアが行なわれている。褥瘡の発生率も全国平均より高いため、看護師長として物品購入を事務長に掛け合ったが、軽くあしらわれただけだった。

・ベテランの看護師の数が急に減った。人員の補充が行なわれず、現場では、これまでは起きなかったようなミスが増えている。

(6)看護専門職としての誇りを守る

「看護専門職としての誇りを守る」とは、看護の知識・判断・技術に裏打ちされた考え方、思い、行動などが、患者や家族、あるいは他部署の職員から尊重されることをいう。

・事故調査委員会の席で、主治医は看護師の観察が不十分だった可能性を指摘した。そのため、当該看護師から話を聞き、記録を確認したが観察に落ち度はなかった。事実の確認が大切な公の席で、憶測で物を言うのはやめてほしい。

・「看護師のくせに命令するな」とか、「看護師は若いのだけでいい」といった発言を繰り返す患者に看護師は傷つき、誰もその患者を受け持ちたがらない。

(7)患者の権利を尊重する

「患者の権利を尊重する」とは、人権はもちろんのこと、治療を受ける権利、知る権利、秘密が守られる権利、自己決定の権利などが尊重されることである。オリジナルの論文[33]では、「患者の権利を守る」としていたが、臨床現場でより一般的に用いられている表現に変更した。

患者は人として尊重され、医療者との信頼関係のもとで適切な治療やケアが受けられることが保証されていなければならない。あくまでも、〝患者〟が中心であるが、家族が治療方針の意思決定の主体となることがあるため、患者の権利だけで、「患者と家族の権利を尊重する」という道徳的要求になることもある。また、「患者の権利を尊重する」ことと、「家族の権利を尊重する」こととが対立することもある。

・治療方針や予後について、患者が高齢だという理由で家族にしか説明がされないことがある。患者の希望や考えが置き去りにされているようだ。

・身寄りのない患者が亡くなった後、先輩医師のもとで、研修医がご遺体に対して気管内挿管の練習を行なっていた。看護師たちは顔をしかめるだけだった。

(8)患者の生命を守る

「患者の生命を守る」とは、医療職に求められる基本的な道徳的要求である。できる限りの力を尽くして患者の生命を救い、予後をよくしようと努めることである。

・自分の国に帰りたいというターミナル期の患者に対して、許可を与えるかどうかを判断するための多職種カンファレンスが開かれた。その結果、機内でのトラブルに対応できない以上、生命の保証ができないので許可はできないという結論になった。結果を伝えたときの患者の失望ぶりを思い出すと、あの決定でよかったのかと今でも振り返ることがある。

・アルコール性肝炎の患者が院内で飲酒を繰り返した。院内規則を守れず、医療者との信頼関係が築けない以上、退院してもらうしかない。しかし、退院すれば急激な病態悪化は避けられない。苦しい決断のなか、今度アルコールを持ち込んだら、強制退院することの承諾書を書いてもらうしかなかった。

(9) 多職種と協働する

「多職種と協働する」とは、多職種の専門性を尊重しつつ、看護専門職の立場から意見や考えを述べ、最良のケアや病院運営のためにチームとして協働していくことをいう。なお、多職種とあるが、看護職同士の協働も含めて考えることとする。

・事務長は、医療の質よりもコスト削減のことばかり口にして、看護部の出張申請の要望はなかなか聞いてくれない。しかし、医師の申請にはすぐに応えている。その理由を聞いたが、「医師は昔から特別だから」と取り合ってくれない。

・認知症患者のニーズを考えた看護部の提案で、一般病棟を減らして精神科病棟を増やした。その結果、病床稼働率が上がり収益も伸びた。しかし、地域の医師会では、院長は、さも自分が提案したかのように話をしているらしい。

(10) 組織のルールに従う

「組織のルールに従う」とは、組織内の手続き、規範、規則などに従うことである。暗黙の了解や、言い伝え、不文律、〝ここでのやり方〟を支持することも含んでいる。

・幹部職員の忘年会は経費で落とされており、参加費が徴収されない。以前勤務していた公立病院では絶対ありえないことだ。この病院で育った人たちは毎年のことなので、何とも思っていないようだが、何となく他の職員への罪悪感がある。

・病院の開設記念日のある週末は、地域貢献のために病院周辺のゴミ拾いが行なわれる。勤務扱いにならず自由参加とされているが、管理者が参加しないと、「なぜ参加しないのか」と詰問口調で言われる。

(11) 組織の利益に貢献する

「組織の利益に貢献する」とは、組織の存続のために収益を最大にするように、また費用を最小にするように資源管理を行ない、組織の利益を増やしたり守ったりすることである。

・他院ではすでに導入されているケア用品が、高額という理由で購入できない。それを使えば、ケアがきれいに短時間で終えられるので患者にメリットがあると説明するのだが、看護師が労力をかければよいという決定が繰り返される。

・病院としては、集中治療室を増やして増収を図る予定である。そのためには、何としてでも看護師数を増やさなくてはならない。通常の面接なら不合格にしているような人でも、採用せざるを得ない状況にある。

⑿労働者の権利を守る

管理者は職員の労務管理の責任者である。「労働者の権利を守る」とは、働きやすい職場づくりを目指し、職員の労働環境に配慮し、労働者の権利を守ることをいう。

・ワーク・ライフ・バランスのための制度は整えてきた。子育て中の職員は働きやすくなったが、その一方で独身者の夜勤負担が増加し、有給休暇取得率が下がってきた。職員から不公平感が訴えられている。

・職員は、時間外手当を1分単位でつけてくる。労働者の権利として公には認めているが、「13分」とか「17分」といった時間外手当の請求を見ると、やるせない気持ちになる。

⒀部署や職場を代表する

「部署や職場を代表する」とは、部内や職場のトップとして周りからの期待に応え、担うべき役割を果たすような言動をとること、またマネジメントを行なうことである。

・看護師が医療ミスをしてしまったとき、事故調査委員会の席で自分がどのような発言をするのかは、看護スタッフ全員が関心を寄せている。公正中立であろうと心がけているが、看護師を何とかかばおうという気持ちがあることは否めない。

・労働組合は、組織として決めたことに対し、「看護部長として責任をとれ」とか、「撤回しろ」といったことを言ってくる。労働環境の改善について、トップとして覚悟をもって取り組もうとしていることにも反対され、組織全体にとってプラスになることを前に進められない。

(14)政策や政治的な要求を受け入れる

「政策や政治的な要求を受け入れる」とは、上位の組織（理事会や役員会など）や団体（本社や役所の担当部署など）などから、組織運営に影響を及ぼすような政策や方針を受け入れるように求められることをいう。

・ようやく急性期病院としてがんばっていこうという職員の機運が高まってきたのに、理事長から回復期に力を入れる方針が打ち出された。集中治療や手術看護の認定看護師候補も決まっていたが、それらの費用負担はできないと言われ、職員のモチベーション維持が困難な状況になってしまった。

・設置主体の市が看護職の人事権をもっており、採用や昇格などはすべて担当部署の事務職によって行なわれている。そのため、看護の方針や看護の質を反映させるような人員配置や人材育成を行なうことができない。

⒂地域のニーズに応える

「地域のニーズに応える」とは、当該組織が地域の医療ニーズを十分に勘案し、それに見合った医療を展開できるように努力することである。この道徳的要求は［組織人］としてのアイデンティティにも［管理者］としてのアイデンティティにも関わるものである。

- 過疎化が進み、自治体としては、病院が存続しているだけで大きな経営赤字である。常駐医師がいなくなるなかで、看護はどのように地域ニーズに応えていけばよいのか苦悩の日々である。
- 5人の助産師がまとまって退職し、近隣の医療機関に再就職した。そのために、産科の存続が危うくなっている。聞くところによると、当院の給料の1・2倍を保証したとのことだ。年度途中のこのような引き抜きは、地域連携を築く上での信頼関係に大きく影響している。

⒃日本的文化規範に従う

「日本的文化規範に従う」とは、日本的な考え方や慣習を尊重し大切にしようとすることで、これも4つのアイデンティティのすべてに関係する道徳的要求である。

〝日本的〟という表現は漠然としており、何か決まった型があるわけではない。欧米と比較したときによく用いられるような集団主義的であることや、周囲の空気を読むことなどが該当するが、いずれも個人差はあり、日本だけの文化でもない。そのため、ある部分だけを取り出して〝日本的だ〟と断定するのは無理がある。ただし、目に見えない暗黙のルールや規範も含めた文化的規範が求める道徳的要求があることは否めない。次のような例が挙げられる。

- 若い頃に育ててもらった副部長を追い抜いて部長になった。遠慮はいらないと頭ではわかっているが、その人を目の前にすると、意見を言いだしにくく、結果的に意思決定がワンテンポ遅れる。
- 院長の顔色ばかり気にして、自らの意見や考えを言わない看護部長にそのことを伝えたら、「日本の医療は医師中心だから、うまくやるしかないでしょう」と言われた。

⒄法を守る

「法を守る」とは、法律を遵守することである。日本国憲法、医療法、保健師助産師看護師法、健康保険法、労働基準法、個人情報保護法など、私たちは法律に支えられ、守られ、社会生活を送っている。そのため、個人としても、看護師としても、組織の一員としても、管理者としても法律を根拠とする考え方や行動をとることが求められる。17の道徳的要求のうち、唯一罰則が伴うものであり、法を守らないことで社会的な信用も失いかねない。なお、ここでいう「法」には、いわゆる法律だけではなく、官公庁や学会などが出していて、広く知れ渡り認められているガイドラインなどを守ることも含んで考えることとする。

この道徳的要求にまつわる例としては、以下のようなものがある。

- 経営状況の悪化が深刻化したという理由で、事務長から看護職員数を水増しし、診療報酬を不正に請求することを強いられた。
- 明らかに医療ミスだったが、家族には告げられず、死亡診断書には「心不全」という記載がなされた。
- 病院職員が患者の金品を盗んでいたことがわかった。患者は警察に訴えたいと言ってきたが、事務長が入院費用免除と引き換えに訴えないでほしいと依頼した。

109ページでメモしてもらった「私が倫理的問題だと思うこと」には、どのような道徳的要求が含まれているだろうか。図9を見ながら考えてみてほしい。

〈チェック〉考えられる道徳的要求に○をつけてみよう。

（　）(1)個人の誇りを守る
（　）(2)市民として行動する
（　）(3)ハラスメントに声を上げる
（　）(4)社会的に人を助ける
（　）(5)看護の質を保証する
（　）(6)看護専門職としての誇りを守る
（　）(7)患者の権利を尊重する
（　）(8)患者の生命を守る
（　）(9)多職種と協働する
（　）(10)組織のルールに従う
（　）(11)組織の利益に貢献する
（　）(12)労働者の権利を守る
（　）(13)部署や職場を代表する
（　）(14)政策や政治的な要求を受け入れる
（　）(15)地域のニーズに応える
（　）(16)日本的文化規範に従う
（　）(17)法を守る

4つのアイデンティティを同時に生きるために

4つのアイデンティティ（個人、看護師、組織人、管理者）から倫理の問題をとらえてみると、それぞれに求められる道徳的要求が、日常的であり普遍的であり、かつ実際的なものであることがわかる。

実は、この4つのアイデンティティは、「個」の視点（個人・看護師）と「組織」の視点（組織人・管理者）の2つに分けることもできる。前者はその人に内在化されるいわば固有のもの、後者はその人についたり離れたりするものといえる。

【個人】に求められる道徳的に大切とされることは、その人が生まれ育った環境、教育、過去の体験などに深く根差している。例えば、何を大切にするように教えられてきたのか、どういうときに叱られたのか、価値観の違う相手とどのようにつきあってきたのかなど、1人の人としての生き方を形成してきたことの多くが、【個人】の道徳的要求を生み出していく。

【看護師】の道徳的要求は、職業倫理によるもので看護師に特有である。職業倫理は、

「職業という行為にともなう心構えや行動基準」[34]とされている。特に、看護師や医師のような専門職は、「一般的な職業人にくらべて、長い訓練の年月と費用をかけて取得する資格や技術を必要とする職業であり、独立性が比較的高く、しかも公共の福祉や公共サービス性の高い職業といえる。したがって、社会的な「信任」に基づいて成り立つ。この信任を保つためには、一定の行動基準の遵守が要求される」[35]のである。看護師の場合、職能団体である公益社団法人日本看護協会の「看護者の倫理綱領」を軸に看護教育と看護実践のなかで倫理が教えられ、体感されていく。そうして身につく職業倫理は、看護師である自分にいったん内在されると、すぐに離れることはない。

このように、【個人】や【看護師】のアイデンティティに求められる道徳的要求はその人自身について回る。看護師としてどのようなポジションに就こうが、どの組織に属そうが、一貫して求められるといえる。

先の2つに比べて、【組織人】や【管理者】のアイデンティティへの道徳的要求は、特定の個人に対してというよりは、ある組織に所属することや管理的ポジションに就くことで求められる。所属組織が変われば、新たな組織が大切にする価値観に社会化されていく。同時にその組織の道徳的要求に従うことが【組織人】として期待されることになる。

管理者としてのポジションがなくなれば、それに伴う責務はなくなる。同時に、【管理者」というアイデンティティに対して、道徳的に何かを求められることもなくなる。

学校を卒業した看護師は、個人の倫理観や看護師としての倫理観を常に意識しながら看護実践を行なうようになる。また、チーム医療や職種横断的な研修、あるいはプロジェクトなどを通して、組織人の倫理観をも意識するようになる。管理者になると、そこに管理者の倫理観が入る。そして、17の道徳的要求に基づいた倫理的判断を行なうことが求められるのである。

今から20年くらい前に、私がインタビューをしたある看護部長は、管理と倫理のはざまに立つことの苦悩をこのように述べていた。

「私は看護師です。患者にとっていいことって何だろう、ということしか頭にない人間です。だから経営ってことになってくると、だめなんです。管理者をしながら、患者にとっていいことを考えることはできません」

しかし、時代は変わった。今は、看護部長職は経営陣の一角である。看護師長であっても経営参画への意識を高めて実務に当たっている。患者にとっていいことを考えることを最優先にしながらも、管理者として意思決定をしなければならない。

4つのアイデンティティを違和感なく取り込み、複数の道徳的要求の優先順位をその時々で判断するのは、たやすいことではない。人間が出くわす生の現象は、割り切れるものばかりではなく、混沌としているからだ。そんなとき、なぜ、自分はこれを倫理課題だと考えたのか、どのようなアイデンティティに立って物事をみようとしているのだろうか、どのような価値観を大事にしているのだろうかと問いかけてみてほしい。身近なチェックリストとして〝17の道徳的要求〟は、そのような思い悩む状況をほぐし、整理するのに役立つ。

第6章

ジレンマと苦悩

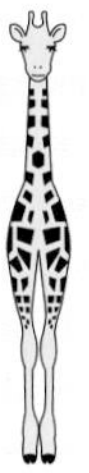

前章では、看護管理者には［個人］［看護師］［組織人］［管理者］の4つのアイデンティティがあること、そして、それぞれに求められる道徳的要求について説明した。倫理的に問題があると思ったとき、それがどのような問題なのか、どのような価値観が大事にされていないのかを思考する道徳的推論には〝17の道徳的要求〟が、拠り所となるだろう。

さて、本章では、複数の道徳的要求を同時に満たせない状況や、道徳的要求の優先順位をつけられない状況に焦点を当てたいと思う。

倫理的な問題に気づいたとき、どのような道徳的要求があるのかを考えるのは第1段階である。倫理課題によっては、2つの道徳的要求、3つの道徳的要求あるいは、それ以上がみえてくる。たとえ複数個あっても、どれを自分が大事にしなければいけないのか、つまり大切にしたい価値をどこに置くのかがわかる場合もある。しかし、道徳的要求同士がぶつかり合うような複雑な場合もある。

そのことを解説する前に、まずは、2つの架空の事例を読んでもらおうと思う。読んだ後は、世の中の価値観の多様性や、自分のなかの矛盾などを感じるかもしれない。読者の皆さんには、それらの事例の当事者のつもりで、その複雑さの紐解きにチャレンジしてみてほしい。

“道徳的要求”に優先順位をつける

次の2つの事例は、急性期病院の看護部長の事例である。それぞれの事例において、どのような道徳的要求が読み取れるだろうか。

どちらの事例も、急性期病院における病床運用に関することである。どの病院でも、ベッドの稼動率を上げ、患者に喜んでもらい、職員が生き生きと働いてくれることを願っている。しかし、資源が限られるなか、何に優先順位を高くつけるのかは、組織によって異なる。看護部長は病院経営に貢献する、看護師の労働環境を守る、患者に療養環境を提供するという多重課題を抱えている。それらすべてに同時に対処できない状況が、倫理的問題を引き起こしている。この状況において、どのような道徳的要求があるのか、そして、それぞれの病院で何が異なるのかを考えてみよう。

事例

ベッドの稼働率を優先するA病院

私は急性期病院で看護部長をしています。ベッドの年間平均稼働率は92％です。冬は特に稼働率が高く、100％近くになることもあります。当院では、退職希望者にはなるべく3月末まで待ってほしいと話していますが、実際には12月頃からぼちぼち退職者が出始めます。そのため、1月から3月は残る看護師たちの負担が相当なものとなっています。具体的には、休みの希望を聞いてあげられなくなり、超過勤務時間が1・3倍くらいに増え、1人あたりの夜勤回数も月に10回くらいになります。それでも、患者さんからの目立った苦情や大きな事故がないのは、現場の看護師が懸命にケアにあたってくれているからです。

看護師を休ませたいと心の中では思います。でも、〝地域に貢献する〟のが当院の使命です。実際に患者さんが当院に来られている以上、何とかベッドを工面して多くの人に利用してもらいたいと思います。それに、1床あたりの収益を考えると、ベッドを休ませないことは経営的には重要なのです。

事例 **労働環境を守ることを優先するB病院**

私は急性期病院で看護部長をしています。前看護部長の時代に、看護師の不足を理由に1病棟を閉鎖し、今に至っています。看護師たちの有給休暇取得率は高く、残業はほとんどありません。看護師にとっては仕事を継続しやすい環境です。ただ気にかかるのは、職員がこの状況に慣れてしまっていて、もっとがんばろうという覇気がないことです。ベッドがないのだから救急患者を断るのも仕方ないという論理が看護部内でもまかり通っているのです。そんな話を聞くたびに、今閉めている病棟を開ければよいのにと思ってしまいます。

あと看護師を10名増やし、1人あたりの有給休暇取得率を今の半分くらいに留めてもらえれば、職員をやりくりしてもう1病棟開けることはできます。それができれば地域の人たちに貢献できるでしょうし、経営的にも効果は大きいはずです。ただ、今の院長や事務長が看護部のことにあまり口を出さないのをいいことに、私もあえてそこには踏みいらず、知らぬフリをしています。

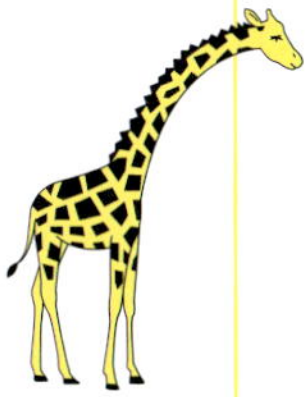

A病院、B病院それぞれの看護部長には、共通して次の7つの道徳的要求が求められている。

【看護師】として

・最善を尽くし、患者に少しでもよい看護を提供するのがよいことだ「看護の質を保証する」

・ベッドを必要とする患者に入院してもらい、患者の生命や生活の質を少しでもよいものにするのがよいことだ「患者の生命を守る」

【組織人】として

・病床稼働に関する組織の考え方に従うのがよいことだ「組織のルールに従う」

【管理者】として

・病床稼働率を高め、経営に貢献するのがよいことだ「組織の利益に貢献する」

・看護師の労働負荷をできるだけ減らし、健全な労働環境を守るのがよいことだ「労働者の権利を守る」

・看護部の代表として、病床稼働に関する考え方を明らかにするのがよいことだ「部署や職場を代表する」

【組織人】として、**【管理者】**として

・ベッドを必要とする人に入院してもらい、地域医療に貢献するのがよいことだ
「地域のニーズに応える」

ただし、ここで読み取れる7つの道徳的要求は、すべてがぶつかり合っているわけではない。最初の事例から考えてみよう。病床稼働率が高いことをよしとするA病院では、入院ベッドを必要としている患者にベッドを使ってもらうことが患者を救うことであり、地域の人たちに貢献することだと考えている。そして、経営的にも正しい戦略だと捉えている。そこで、145ページの天秤の図のように、「患者の生命を守る」「組織のルールに従う」「組織の利益に貢献する」「地域のニーズに応える」は、同じグループになる。できるだけ多くの患者を看ることで、「看護の質を保証する」ことも、A病院では同じ皿の上に載るかもしれない。だが、そのような経営の進め方によって、職員が疲弊している現状があるため、「労働者の権利を守る」が相容れない道徳的要求となっている。また、看護師たちを休ませることで、「看護の質を保証する」ことも考えられる。これら2つは反対側の皿の上に載る。

この天秤を何とか均等に保たせるために、必死で看護師たちががんばっている。看護師にしてみれば、なるべくベッドを使ってもらって、看護の質を保証することも必要だし、自分たちの身体を休めて質保証することも必要だ。そのため、「看護の質を保証する」は、

看護部長の道徳的要求として、天秤の皿の両方に入る構造であろう。この状況において、看護部長は自分の立ち位置を今のところ、組織の方針と同じ天秤の左側においている。しかし、右側の「労働者の権利を守る」ことが気になって仕方がないという状況だと考えられる。

2つ目の事例で考えてみよう

同じ急性期の病院ではあるが、B病院では、病棟を閉鎖することで患者数に対する看護師比率を高めて、高い診療報酬を求めようという戦略である（現在の診療報酬体系においては、看護師比率が高いほど医療の公定価格である診療報酬の単価が高くなる仕組みだ）。また、看護師たちの労働環境を守ることが優先されている。そのため、ベッドはあるのに救急患者を断る事態も起きている。それでもよいと考えている経営者たちのなかで、看護部長は、看護師たちの離職率の低さに安堵しながらも、このままでよいのだろうかと疑問をもつが、何も言えないでいる。

この事例においては、より多くの「患者の生命を守る」ことや、「地域のニーズに応える」という道徳的要求は満たされていない。看護師の覇気がなく、自分たちの仕事の範囲を限定してしまっていることから、「看護の質を保証する」ことも十分ではないかもしれない。病棟閉鎖を解除することで、もっと「組織の利益に貢献する」こともできるだろう。

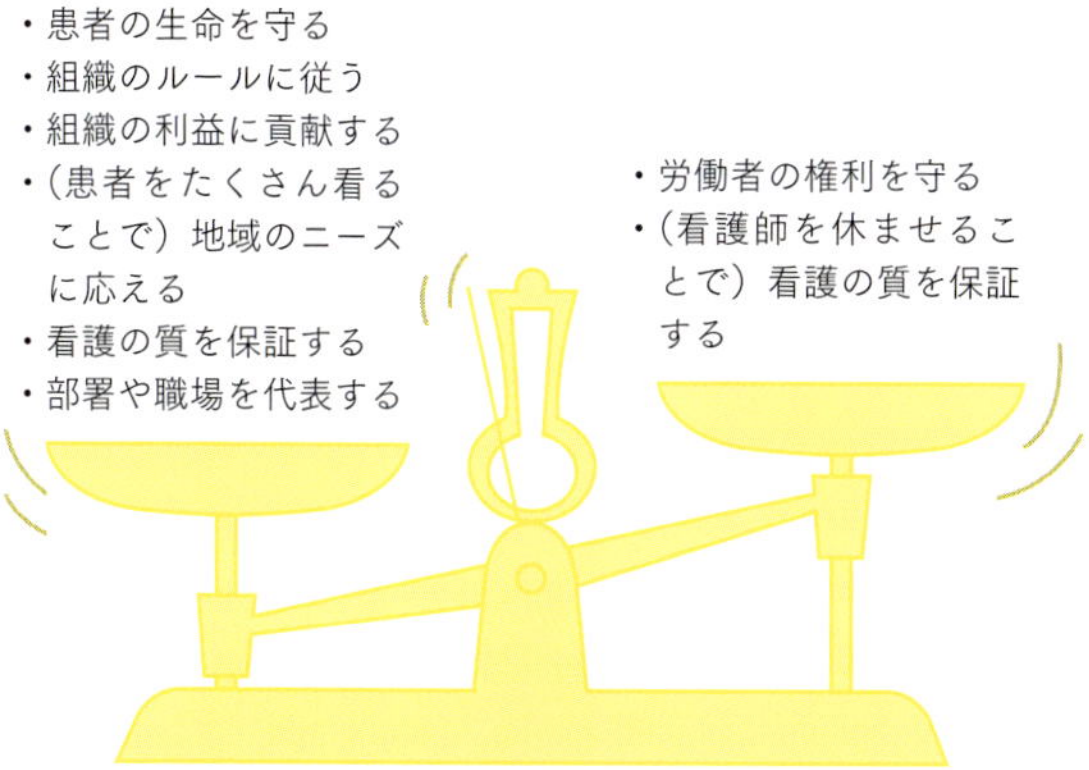

A 病院の場合

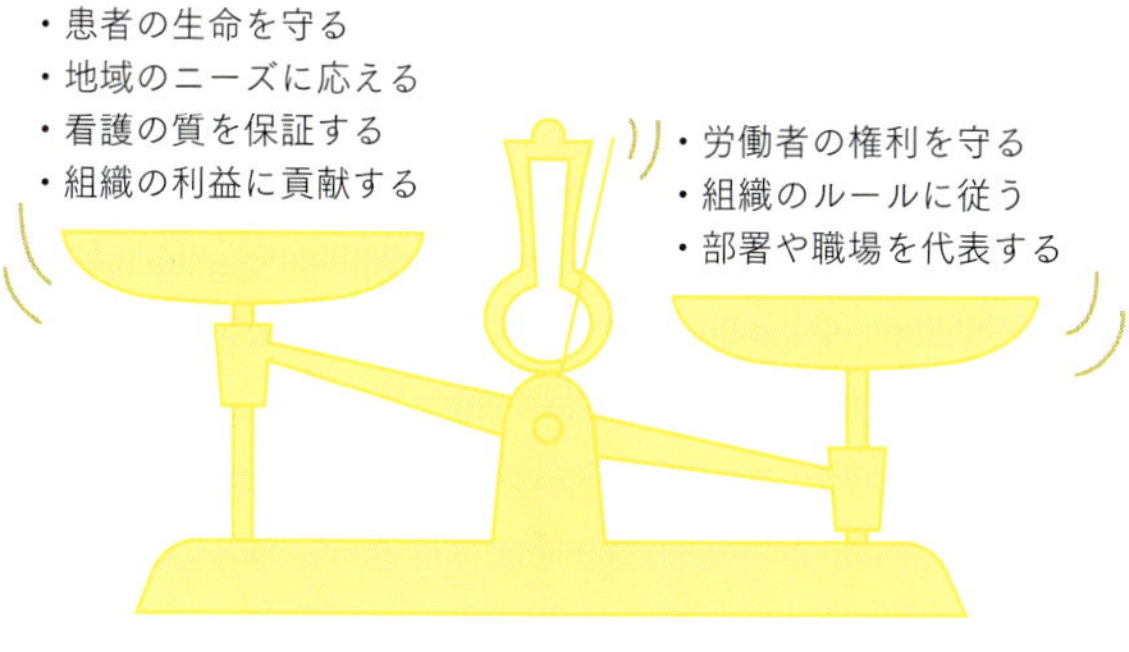

B 病院の場合

あなたが、A、Bそれぞれの病院の看護部長だとしたら、どの道徳的要求を最も大切にしたいと思うか。

A病院の場合（　　　　　　　　　　　　　）

B病院の場合（　　　　　　　　　　　　　）

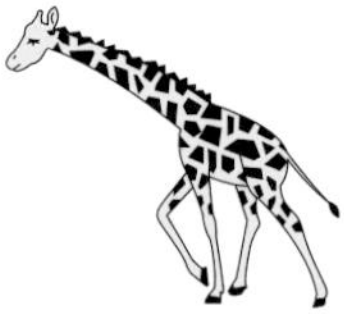

これらを天秤の左側だとすると、右側には「労働者の権利を守る」「組織のルールに従う」がくる。そして、今のところ、管理者に求められる「部署や部門を代表する」は、右側に載っているが、本当は左側に移るべきだとうかと悩ましく思っていると考えられる。

仮にあなたが、どちらかの病院の看護部長であったとしよう。どちらであったとしても、あなたは、「看護師の働く環境を大事にする」ことが、当然最優先されるべきだという揺るがない考えをもつかもしれない。もしかすると、あなたは、2人の看護部長それぞれが置かれている状況を考え、道徳的要求に優先順位などつけられないと思うかもしれない。あるいは、あなたは、A病院で「看護師の働く環境を大事にする」ことが大切だと考え「労働者の権利を守る」に最も高い優先順位をつけるが、B病院の事例を読んだときには、「組織の利益に貢献する」ことに高い優先順位をつけるかもしれない。

いついかなるときも、普遍的にある種の道徳的要求を最優先する人がいるかもしれない。しかし、私たちの多くは、それほど一貫性をもって物事を判断しているわけではない。複数の道徳的要求に対していつも優先順位をつけられるわけではないし、たとえつけられたとしても、状況によってその優先順位が変わってしまうことを知っている。

倫理的問題の3つのタイプ

複数の道徳的要求に優先順位がつけられるかどうかだけではなく、たとえ優先順位がついたとしても、その道徳的要求を大事にした行動をとれるかどうかは、新たな問題を管理者に提示することになる。

Jameton[16]は、看護師が出くわす倫理的問題には3タイプあると述べており、この考え方は、今に至るまで多くの文献で引用されてきた。その3つとは、①moral uncertainty（道徳的不確かさ）、②moral dilemma（倫理的ジレンマ）[注4]、③moral distress（道徳的苦悩）である。図は、Jametonの考えをもとに、複数の道徳的要求を同時に満たすことができない場合に優先順位がつくかつかないかで、倫理的ジレンマになるか道徳的苦悩になるかを仕分けしたものである（**図11**）。

(1) 道徳的不確かさ

道徳的不確かさとは、何か変だとは感じるが、何がどのように変なのかを明確にすることができなかったり、倫理問題であるかどうかさえも認識できなかったりする状況をいう。

(2) 倫理的ジレンマ

倫理的ジレンマとは、倫理的な問題が起きていることが認識されており、明らかに2つ以上の原則や価値が相容れない状況をいう。本書では、2つ以上の道徳的要求が相容れず、どれにも優先順位がつけられない状況としている。

（註4） moral dilemmaを直訳すると道徳的ジレンマだが、よく用いられる倫理的ジレンマを訳語として用いることとした。

図11 複数の道徳的要求に優先順位がつく場合, つかない場合

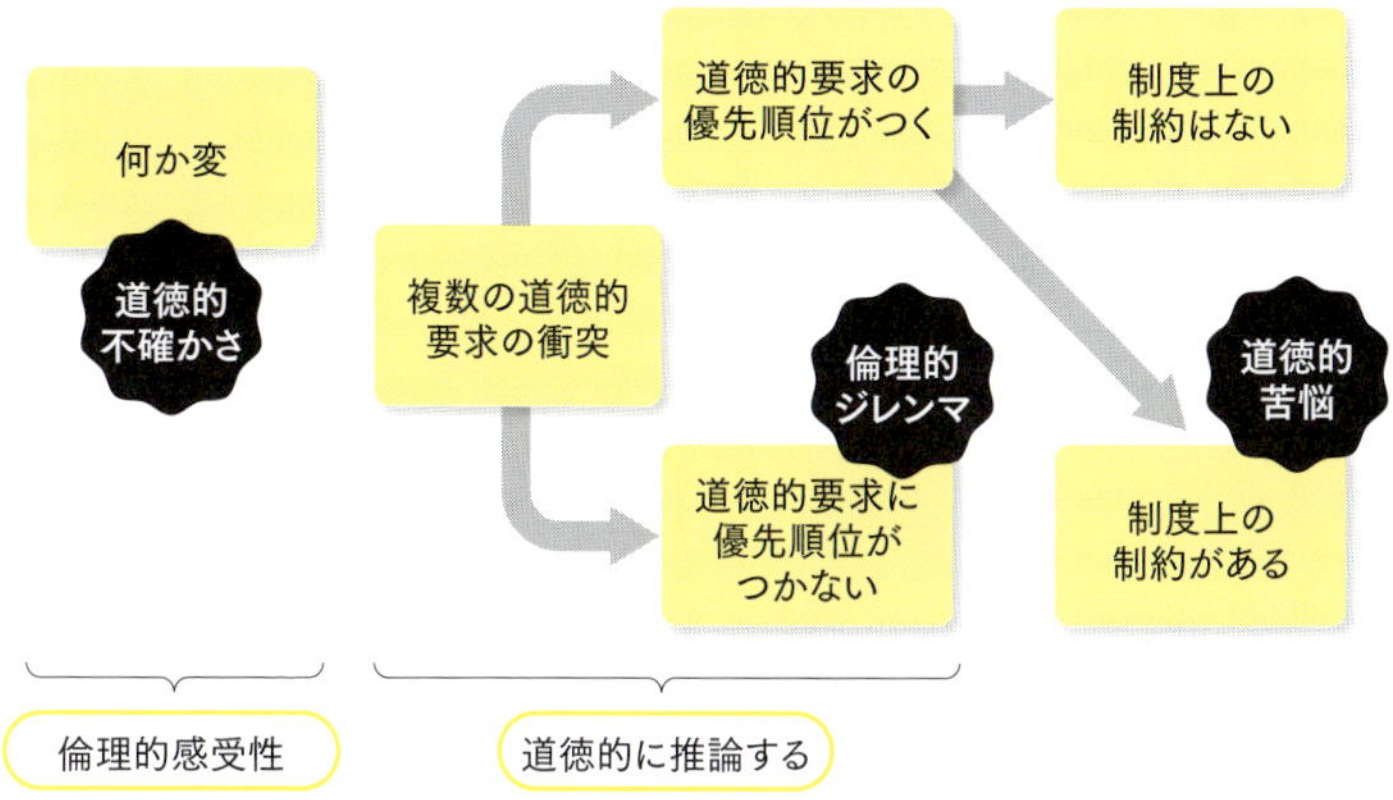

(3)道徳的苦悩

道徳的苦悩とは、倫理的な問題に対してどの道徳的要求を大切にすべきかという価値判断がついているにもかかわらず、制度上・組織上の制約によってその正しい行為の遂行がほとんど不可能な状況をいう。

ベッドの稼働率の高さを優先するA病院の事例で考えてみよう

Jametonによる倫理的問題の3つのタイプを先のA病院の事例(140ページ)を使って考えてみよう。

看護部長は、病床稼働率が高いなかで、看護師がゆっくり身体を休ませる時間もなく働いている現状に心を痛めている。

(1)「道徳的不確かさ」が生じているときの看護部長の声

こんな状況を容認しているのは、どこかおかしいと思う。でも、いつものことだし、今までも何とか乗り切ってきた。地域住民に貢献するために、看護部だけでなく病院全体でがんばっているのだから仕方がない。

(2)「倫理的ジレンマ」が生じているときの看護部長の声

何のために病院があるのかを考えないといけない。ベッドは私たちのためにあるのではなく、ベッドを必要としている人のためにあるのだから、病棟稼働率を上げて地域住民を受け入れることは当然だと思う。でも、その運用は安全に行なうことが前提だ。看護師たちが疲弊することによる看護師数の減少や生産性の減少といったリスクは回避しなければならない。そのために看護師の労働環境を守ることは必要だ。どちらも一緒にとりかかることができればいいが、今の看護師数では同時に成立させることができない。だから、毎日悩ましく思っている。

(3)「道徳的苦悩」が生じているときの看護部長の声

私は、まず看護師の労働環境を改善することが最優先だと思う。〝医療専門職なのだから身を粉にして働かなければならない〟という大義名分の下で、この組織はずっと忙しさが美徳であるかのような考え方を踏襲してきた。そのような考え方をいつまでも続けられるとは思わない。しかし、現実にベッドは埋まっている。当院での治療を期待して来院される患者が後を絶たないことを考えると、今の組織の方針を覆すことはできない。

労働環境を守ることを優先するB病院の事例で考えてみよう

次に、B病院の事例で考えてみよう（141ページ）。看護部長は、看護師たちががんばってくれれば、救急車を断ることなく患者を受け入れることが可能だと算段している。そして、もっと経営に貢献できると考えている。

(1)「道徳的不確かさ」が生じているときの看護部長の声

他院と比較すると、当院の看護師たちはどこか楽をしているように感じる。しかし、本来あるべき姿で勤務しているのだから、何が問題なのかと聞かれても、感覚的におかしいとしか言えない。

(2)「倫理的ジレンマ」が生じているときの看護部長の声

病床が空いているのだから、何とか救急車を受け入れる手立てを考えないといけないと思う。そのためには、看護師たちにもう少し生産性と効率性を考えた働き方をするように言わなければならない。でも、それをすると労働負荷だと捉えられかねない。看護部長として、どちらに主軸を置いた発言をしていくのか思案しているところだ。

(3)「道徳的苦悩」が生じているときの看護部長の声

病棟を閉鎖し、患者数に対する看護師比率を高めて高い診療報酬を求めるのは、経営上当然のことだ。そのために、運用病床を減らすということも戦略としてはわかる。だが、当院での治療を求めて来られる患者さんがいるにもかかわらず、病棟を閉鎖してしまうのは、医療専門職として正しい姿勢だとは思えない。それに、いったん楽な環境に身を委ねると、それが当たり前になって職員がそれ以上の仕事をしなくなることは避けたい。本来なら、もう少し看護師を増やすから、なんとか病棟を開こうと言いたいところだが、労働環境を大事にしている文化のなかでは受け入れられないだろう。

「道徳的不確かさ」を確かなものにするには倫理的感受性が必要だ(図11)。いつもしていることだからといって何もしないでいると、そこに倫理的問題があっても浮上してこない。何かおかしい気がすると思っても、立ち止まって思考したり他者に話してみたりしなければ、日々のなかで流れていってしまう。

倫理的ジレンマや道徳的苦悩は、倫理的問題が認識されてから生じる。自分のなかで道徳的要求のどれを優先させるべきかの価値判断がつかない場合は、倫理的ジレンマだ。他方、価値判断はついても、組織上の制約により、それを大事にできないときには道徳的苦悩となる。ある倫理的問題が倫理的ジレンマになるのか道徳的苦悩になるのかには、何らかのパターンがあるわけではない。同じ看護部長が同じような問題に直面しても、その問題にまつわる人たちの考え方や時代背景などによって、倫理的ジレンマにもなれば道徳的苦悩にもなりうる。また、ある人にとっては倫理的ジレンマの事例も、別の人にとっては道徳的苦悩の事例となりうる。

自分に何が求められているのか、自分は何を求めているのかを道徳的要求に照合して考えてみると、その時々の、自分の大切にしていることが何であるのかを明らかにする手助けになる。

道徳的苦悩を引き起こす制度上・組織上の制約

Jameton[36]によると、看護師の道徳的苦悩には2つの考え方がある。「初期の苦悩」は、倫理的問題だと認識してすぐに生じる。この次元では、何か行動しようにも制度上・組織上の制約があったり、他者とのコンフリクトが生じたりする。そのため、挫折、怒り、不安などの感情が残ってしまう。初期の苦悩に対して適切な行動をとらなければ、それに反応して「2つ目の次元の苦悩」が生じる。苦悩が残存し、折り重なり、苦悩のクレッシェンド効果（だんだん強くなる）が起きることが指摘されている[37]。

例えば、質の高い看護ケアを提供するのがよいことだとわかっていても、それに見合うだけの看護スタッフが配置されていないという倫理課題を考えてみよう。人的資源が十分でない状況のなかでは、すぐに人を増やせないことへのやるせなさや、お手上げ状態だという無力感などが最初の次元として生じる。それに対応しないでいると、二次的な苦悩として自己評価や仕事に対する満足感の低下などが起きかねない。そのため、道徳的苦悩を生じさせている制約を明らかにし、その制約を少しでも取り除く努力が求められる。少なくとも、何が制約になっているのかを意識しておくことは必要である。

Jametonは、道徳的苦悩が生じるのは、制度上、組織上の制約（外的制約）を受けるからだと述べたが、個人の側の内的制約に目を向けた考え方もある。**表2**は、道徳的苦悩を起こしている制約を内的なものと外的なものとに分類して示したものである。[37] 内的制約は個人的な制約、外的制約は制度上の制約である。この表2を見ると、内的制約のほうは、コミュニケーション能力やストレス耐性などの力をつけることで、制約状況を緩めることができそうである。

例えば、アサーティブネスをとってみよう。アサーティブネスというのは、基本的な人権を尊重するという考え方に基づくコミュニケーションのとり方である。相手の権利を尊重しな

表2 道徳的苦悩を引き起こす制約

内的制約	外的制約
アサーティブネスの欠如	不適切なスタッフ配置人数
自信喪失	医療システム内のヒエラルキー
指示命令に従うような社会化	協調関係の欠如
無力感	管理職によるサポートの欠如
全体状況を理解する力の欠如	ケアの必要性に葛藤を生じさせる考え方や優先順位のつけ方
	費用削減が強く求められ妥協せざるをえないケア
	訴訟へのおびえ

がら自分の権利も尊重し、相手とのパワーバランスが崩れたときにそれを修正するために用いる。もちろん、普段から当たり前にアサーティブに表現できることが望ましい。

看護師としての誇りが傷つけられるような言われ方をしたと仮定しよう。相手が友達なら、「看護師としての誇りを守る」という道徳的要求に応えるために「その言い方はないと思う。そんなふうに言われると傷つくよ」と言えるかもしれない。相手が医師や患者だったらどうだろうか。自分が低められた状況から、パワーバランスを元に戻すように「私は精一杯看護にあたっています。○○さんから、そのような言われ方をしてたいへん残念です」とアサーティブに言えるだろうか。その医師とうまくやっていかなければならない「多職種と協働する」という道徳的要求と、「看護師としての誇りを守る」という道徳的要求をわざわざ対立させていないだろうか。あるいは、患者にいやな思いをさせないようにするのが「看護の質を保証することになる」という自己流のルールや不文律のようなものを感じて、誇りを守れないでいるということはないだろうか。アサーティブの欠如によって自分の中に相手との壁をつくり、本来大事にしなければならない価値観や道徳的要求を大切にできずに、道徳的苦悩をもたらしていることもある。

他方、外的制約は組織構造、組織文化、他職種や上長などの考え方などに依るため、戦略を立てる力やリーダーシップ、交渉力などの管理者としての技量が重要になる。

個人の問題を越えて

従来、看護における倫理的問題を考えるときには、倫理課題に直面する〝私〟あるいは〝私たち〟が、自らの倫理観に立ち返り、何がよいことなのかを探ってきた。ここでは、〝私〟から視点を移し、制度上・組織上の制約が倫理の問題を生じさせるという考え方を採り入れることで、倫理の問題を個人から解放することを試みよう。

『ケアの向こう側』の著者であるチャンブリスは、社会学者として看護師の仕事を観察した結果、次の2点を明らかにしている。1点目は、看護における倫理的問題とは制度上の問題であり、看護師の抱える倫理的な悩みは、院内のあちらこちらで同様の問題として起きているということである。このことはすなわち、問題が制度に起因するに他ならないということだ。2点目は、看護師は個人のジレンマではなく、実践的な問題に直面しているというものだ。個人の内面の悩みというよりは、何がよいことかわかっていてもそれを実行する権限をもたないという道徳的苦悩による悩みだということだ。現場の看護師でもこのように制度上の問題にぶち当たる。管理者であれば、この制度上の問題にどう向き合うのかがさらに問われることになる。もっとしっかりと組織の制度や道徳上の問題に目を向けるべきだというチャンブリスの言葉を引用しよう[38]。

ジレンマという言葉は、倫理を個人化し、道徳を個人に属する問題とした。個人はもっと教育を受け、考え方を変え、明確な道徳的信念をもつべきだとされる。「ジレンマ」とは、専門職業人が、心理的なバランスを取りつつ、解決しなければならない倫理的困難のことである。問題を抱えた人は、まるで自分自身と闘っているかのように、「葛藤している」と言われる。

このことは、彼女（問題を抱えている人）を、他人との闘いから巧妙に回避させている。「倫理的ジレンマ」について語ることは、そもそもこの問題を生み出した構造的特性から、我々の目を逸らすことになる。これは当然、現状肯定であり、病院内の権力者側にとっては脅威となりにくい。だから、多くの病院は「倫理委員会」の設置や、そこで倫理的問題が議論されることを快く受け入れるのである。病院内の権力者の中には、最初は脅威を感じる者もいるかもしれないが、「難しい問題をヘルスケアシステムの構造的欠陥の兆候として捉えるのでなく、「ジレンマ」という枠にはめることで、その脅威を回避することができる。

看護師は、職業上の責務を強く意識しながら仕事をするので、思うような看護ができないのは自分の未熟さや至らなさのせいだと思いがちだ。さらに看護管理者の場合は、〝管理者〟としての強い使命感をもっているので、管理がうまくできないのは自分の管理能力の低さのせいだと思いがちだ。

そのような思考に陥ったときには、少し立ち止まってみよう。自分の至らなさが、〝倫理的ジレンマ〟をもたらしていると自分を責め、私個人の問題にして嘆いてはいないだろうかと。思うような看護や管理ができないというのは、もしかすると道徳的苦悩であり、制度上・組織上の制約の前でつまずいているのかもしれないと。なかには、どうすることもできない制約もあるかもしれない。でも、そこで諦めるのではなく、それらの制約に対する自分の感情、考えを内省し、〝管理者〟として何ができるかを思考してほしいと思う。

第7章

「意思決定する」ということ

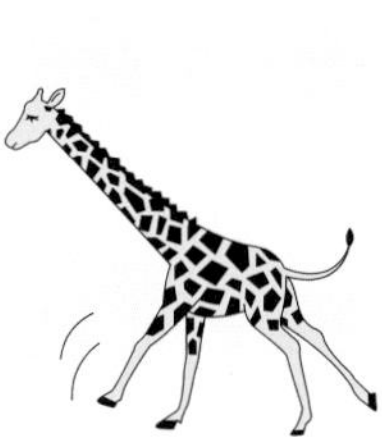

ここでは、〝意思決定する〟ことについて考えてみようと思う。

実はこれまで多くの事例に当たり、看護管理者たちと幾多の議論を重ねるなかで、「意思決定」という言葉がさまざまな意味で使われていると感じてきた。その多様さは、「何をもって意思決定というのか」という言葉の捉え方からくるものもある。また、「何か変だ」と気づいてから意思決定の瞬間に至るまでの過程において、どこからどこまでを意思決定とよぶのかという時間枠の捉え方によるものもある。なかには、意思決定の事例だといいながら、そもそも意思決定に至っていないものもあった。

ここでは、そのように多様な捉え方をされている「意思決定」について、1つの箱の中に収めるのではなく、その側面をあぶりだし、いくつかの引き出しに整理していくことで再考しようと思う。

「意思決定」とは選択すること

意思決定とは、端的にいえば複数の選択肢のなかからどれかに決めることである。私たちの日常は、朝起きてから寝るまで意思決定の連続だとされる。朝起きると、何を着ようか、何を食べようかと考える。出勤すると、どのメールから先に開けるか、どのような返事を書くかなどを考え決めている。また、意思決定のなかには「雨の日の装いはスカートにする」などパターン化されているものもあれば、「洋食より和食が好きなので、和定食を注文する」など嗜好によって選択するものもある。確かに複数の選択肢のなかからどれかに決めているのだが、このような意思決定はその自覚に乏しい。

本書で扱う「意思決定」は、ただ単に選択肢からどれかを選ぶということではない。より能動的に選択肢をめぐる「因果関係を判断し、将来を予測し、価値や好みに基づいて評価するという、高度な認知活動そのもの[39]」という知的作業である。

合理的意思決定の限界と倫理課題

(1)合理的意思決定

誰が見ても間違いのない〝正しい〟意思決定をするためには、規範的アプローチによる合理的意思決定が必要になる。規範的アプローチとは、人はどのようにあるべきかという哲学的な問いに答えるための論理的思考を大切にし、〝こうあるべきだ〟という理想的な意思決定(合理的意思決定)のありようを説くことをいう。

例えば、看護師長であるあなたが、新設部署に異動する看護師を自職場のなかから選ばなければならないとしよう。ところが、異動を希望する人は誰もいないという状況だ。看護師たちは、あなたが誰をどのように選ぶのだろうかと注目することだろう。この選択を合理的意思決定プロセスに沿って考えると次ページの**図12**の左側のようになる。

まず、①問題が何であるかを認識し、問題の定義を行なう。この事例では、問題は「新設部署へ異動する看護師を1名選ぶ」である。次の②判断基準の特定とは、何を根拠に看護師を選ぶのかということだ。例えば、コミュニケーション力、柔軟性、後輩指導力などが判断基準として考えられる。③判断基準間の重みづけとは、それら複数の判断基準のなかで重要度や優先度を決定することである。ここでは、コミュニケーション力は50%、柔軟性は30%、後輩指導力は20%の配分としておこう。

④選択肢を考えるというのは、判断基準を満たすような選択肢を並べることである。看護師は30名いるが、後輩指導未経験者や人間関係上のトラブルが多い人、自己主張の強い人などを除くと、判断基準を満たす人はそのうちの3名かもしれない。そして、それら選択肢（候補者）となる人が、判断基準をどのくらい満たしているのかを考えるのが、⑤選択肢と判断基準の照合・評価である。例えば、Aさんのコミュニケー

図12 合理的意思決定プロセス

1 問題の認識・定義
▼
2 判断基準の特定
▼
3 判断基準間の重みづけ
▼
4 選択肢を考える
▼
5 選択肢と判断基準の照合・評価
▼
6 最終的な意思決定の見積もり
▼
7 選択肢の選択

1 人間は完全に問題を定義できる
▼
2 すべての判断基準を認識できる
▼
3 正確に基準間の重みづけができる
▼
4 すべての選択肢を知っている
▼
5 正確に選択肢の評価ができる
▼
6 正確な決定の見積もり・計算ができる
▼
7 最適な選択肢を選ぶことができる

図13 本事例の合理的意思決定プロセス

プロセス❶ 対象の看護師 **30**名

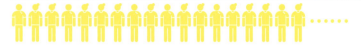

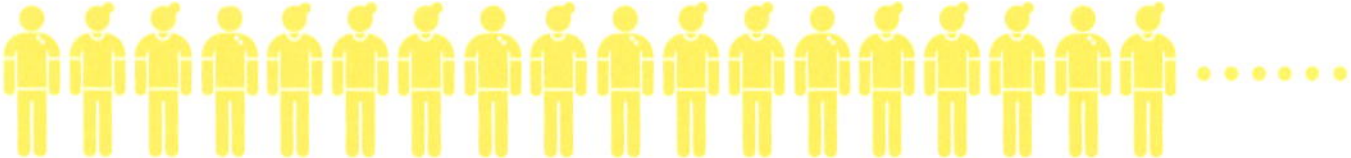

プロセス❷ 基準を満たす看護師 **3**名

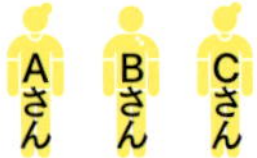

プロセス❸〜❻ 判断基準に重みづけをし、評価を見積もる

		判断基準と重みづけ			最終的な見積もりの合計
		コミュニケーション力（50%）	柔軟性（30%）	後輩指導力（20%）	
Aさん	選択肢と判断基準の照合・評価	50点	60点	80点	59点
	最終的な見積もり	25点	18点	16点	
Bさん	選択肢と判断基準の照合・評価	70点	80点	50点	69点
	最終的な見積もり	35点	24点	10点	
Cさん	選択肢と判断基準の照合・評価	70点	70点	70点	70点
	最終的な見積もり	35点	21点	14点	

プロセス❼ 最高得点の看護師 **1**名

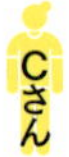

ション力は50点、柔軟性は60点、後輩指導力は80点、Bさんのコミュニケーション力は70点、柔軟性は80点、後輩指導力は50点という具合である。

⑥最終的な意思決定の見積もりとは、3人の候補者の判断基準（点）と判断基準の重みづけ（％）を掛け合わせて行なわれるもので、⑦最高得点の人としてCさんが選択される（**図13**）。

（2）合理的意思決定の限界

すでにお気づきのように、このような意思決定の方法には落とし穴がたくさんある。この意思決定を確実に行なうためには、図12の右側にある7つの前提が成立していることを条件とする。しかし、これらを完璧にこなすことができないのが、現実だ。

そもそも正確に問題を設定できないことがあるという話は、第4章でも触れた。事例のなかにはいくつもの問題が潜んでいたり、誰にとっての倫理課題なのかが明確でなかったりするものもある。そのため、第4章では倫理的問題が何かを考えるときには、その問題が何の問題なのか、誰の問題なのかという枠組みを明らかにすることが肝要であると述べた。そこに〝私〟がどう関わっているのかを整理してみることで、起きている事象や感じている事柄、すなわち倫理的問題に対する自分の位置づけを確認するということであった。

そうすることで、問題の本質を見失ったり、設定を間違えたりといった落とし穴にはまるのを防ぐことができる。そもそも、問題の設定を誤れば、合理的意思決定プロセスにおいては、その後のプロセス自体が無意味なものになってしまう。

たとえ、問題の設定が正確であったとしても、すべての判断基準を並べ上げて、これ以上の基準はないといえるかどうかは怪しい。異動する看護師を選ぶための判断基準には、「接遇」や「実践能力」も必要だという人が出てきたときに、それを否定する根拠は乏しい。また、それらに重みづけをするのも根拠は不明瞭で、何をもって正確な重みづけなのかを証明するのは困難だ。

私たちは、公平でありたい、誠実でありたいと考えて多くの意思決定をしている。しかし、公平さや誠実さを重みづけ、測定するような合理的意思決定は現実的でないということだ。

満足化原理に基づく意思決定

そこで、マーチとサイモンが考えたのが「満足化原理」である[40]。

満足化原理では、意思決定する際に満足いく程度を設けておく。どの選択肢がよいだろうかと考えるときに、しらみつぶしにすべてを吟味する時間も労力もかけられないからだ。そのため、満足いく水準に見合う選択肢が出てくれば、その段階で新たな選択肢の探索をやめ、その選択肢を選ぶというものである。

例えば、**図14**のようなみかんの山があったとしよう。10個で300円だとしたら、このなかから自分が思う最高のみかんを10個選びたい。大きさ、重さ、つや……いろいろ比べるが、全部を並べて比較し吟味することなどできない。たとえできたとしても、また新たなみかんが300個ほど投入されれば、選択は一からやり直しになってしまう。だから、そこそこ満足の10個を選び、レジに持って行くはずである。

時間がない人は、図の黒の破線で囲った部分、つまり、とにかくさっさと10個をつかみとる。時間と労力をかければかけるほど、黄色の破線で囲った最上クラスのものを選ること

図14 そこそこで満足できる日常の意思決定の例

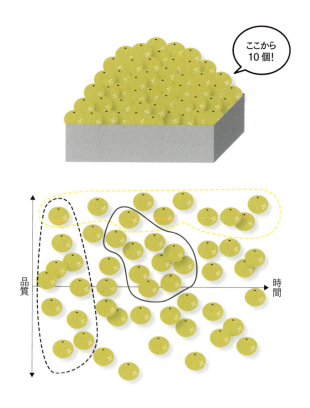

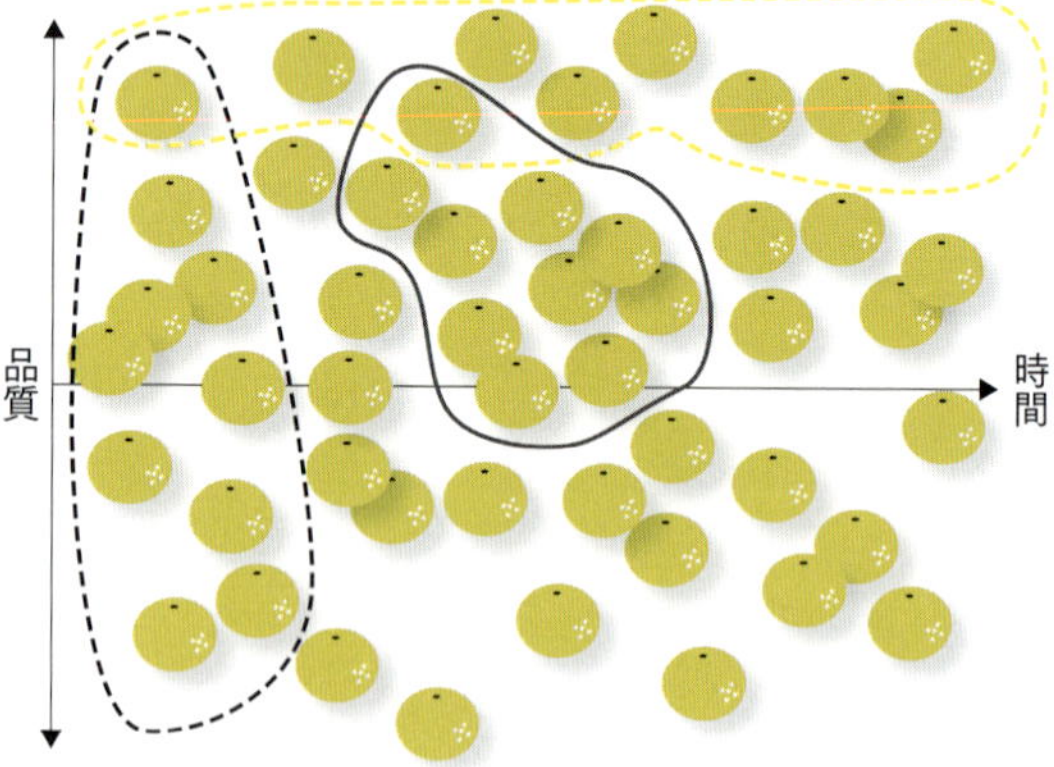

とができる。大方の人は、黒の太線で囲ったそこそこのみかんで満足するのである。このような意思決定は、かなり実際的で、日常的に見られる。

しかし、「倫理的意思決定」は、最初からだいたいのゴールを定めて、それに見合う案が出てきたらそこで満足して手を打つという種類のものではない。さまざまな価値観が渦巻くなかで、相互の価値観を理解しようと努めながら自分を知り、自分を見つめる過程を経る。倫理カンファレンスでは、多角的に現象を捉え、何が最善なのかを考え抜く。そこでは、最初からこの水準で手を打つというラインは定めにくい。

倫理的課題に向き合う際には、最適化を求める合理的意思決定でも、満足化原理に基づく意思決定でも、すっきり収まらないことのほうが多い。

定型的意思決定と非定型的意思決定

意思決定のメカニズムを明らかにすることを試みたサイモン[41]は、意思決定の型を2つに分けている。定型的意思決定（プログラムされた意思決定）と非定型的意思決定（プログラムされない意思決定）である。

(1)定型的意思決定

意思決定のなかには、その構造が明らかで、一定のやり方やプログラムに沿えば、多くの労力を伴わなくとも行なえるものがある。このような意思決定は、定型的意思決定とよばれている。

「雨の日の装いはスカートにする」という意思決定は、当初は「雨降り→足元が濡れやすい→長いパンツだと裾が汚れる→スカートにする」のような思考プロセスを経たと考えられる。その後、雨が降るたびにこのプロセスが反復されたことにより、中間の思考を意識せずとも「雨降り→スカートにする」のように型として残ったのである。

(2) 非定型的意思決定

また意思決定のなかには、その構造が一定ではなく反復がきかないようなものがある。倫理的課題に向き合う際には、複数の人々による複数の価値観のなかで、何がよいことなのかを考えて決定していく試みがなされる。そのため、一定の方法で意思決定できることはほとんどない。このような意思決定は、非定型的意思決定とよばれている。

ルールやマニュアルは、倫理的意思決定に役立つか

倫理的意思決定には、定型的意思決定の型は、合いそうにもないと思うかもしれない。しかし、倫理的問題であっても定型化を求めなければならないことがある。例えば、個人情報保護に関する法律に基づく院内システムの整備、身体拘束の問題に対応するための基準設定、終末期医療の諸問題に関するガイドラインの策定などは代表例である。すべての問題を細部にわたって定型化することはできないが、法律やガイドラインなどで一定のルールが定められるようになると、現場での倫理的意思決定の拠り所となる。

だが気をつけなければならないのは、そのような意思決定支援のツールの使い方である。そのわけを、以前6人の看護部長の協力を得て実施した思考実験[21]を示しながら説明したい。

この思考実験は、研究者（私）と研究協力者である看護部長と2人だけの部屋において、研究倫理上の配慮を整えて実施した。10年以上も前のことであるから、今では考えられないような想定問題となっているが、ここで伝えたいのは、看護部長たちが答えた内容ではなく、どのように考えたのかという思考のプロセスである。

思考実験

あなたは、ある病院の看護部長です。病棟から「看護師が患者に誤って薬を投与した」という報告を受けたと想像してください。今から、その後の患者の容態をいくつか示します。それぞれにおいて、あなたは「患者や家族に誤薬の事実を伝えるかどうか」を判断してください。

①患者さんには、何の副作用も起きませんでした。
②患者さんには、少し微熱が出ましたが副作用の影響かどうかはわかりません。
③患者さんには、明らかな副作用が起きました。
④患者さんは亡くなりました。ただ、もともとあと数日だろうという終末期でしたので、副作用のせいかどうかは定かではありません。
⑤患者さんは、副作用により亡くなりました。

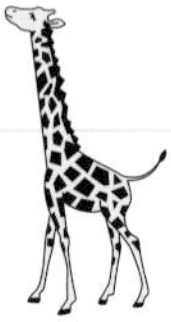

あなたなら どうする？

あなたがこの思考実験を受けたとしたら、どのように回答するだろうか。次の〈選択肢〉にある○、×、△をそれぞれ（　）に入れてみよう。

〈選択肢〉○：患者・家族に事実を伝える
×：患者・家族にあえて事実は伝えない
△：患者・家族に伝えるか否かは状況次第

（　）①患者さんには、何の副作用も起きませんでした。

（　）②患者さんには、少し微熱が出ましたが副作用影響かどうかはわかりません。

（　）③患者さんには、明らかな副作用が起きました。

（　）④患者さんは亡くなりました。ただ、もともとあと数日だろうという終末期でしたので、副作用のせいかどうかは定かではありません。

（　）⑤患者さんは、副作用により亡くなりました

研究に協力してくれた6人の回答結果は、**表3**に要約した。6人のうちの2人（B、E）は、全く揺るぎのない態度で、すべての状況において、即座に、患者もしくは家族に事実を伝えるという判断をした。しかし、他の看護部長たちは、「副作用が起きないという保証はあるのか」「少しの副作用とはどの程度か」「患者には意識があったのか」「誤薬前の患者の症状はどの程度だったか」「医師の指示はどうなっていたのか」といったことを、①〜⑤のそれぞれの状況について私に尋ねてきた。

もちろん、尋ねられても架空の話であるため回答はできない。そのため、「なぜ、そのような質問をされるのですか」

表3 患者への副作用の程度による意思決定の違い

○：患者・家族に事実を伝える
×：患者・家族にあえて事実は伝えない
△：患者・家族に伝えるか否かは状況次第

協力者ID	①	②	③	④	⑤
A	△	△	△	△	△
B	○	○	○	○	○
C	×	×	○	—	○
D	×	×	○	—	×
E	○	○	○	○	○
F	△	△	○	—	○

と問い返すようにした。すると、相手はますます考え込んだ。1つの問いに時間をかけ、絞り出すように判断結果を私に伝える様子は苦しそうでもあった。全部に回答し終わるまでに、1時間を超す人も複数いた。

一貫して「伝える」ことを選択した2人の看護部長にその理由をたずねると、答えは次のようなものだった。

「うちでは、細かいことも必ず患者・家族に説明するというスタンスなのです」
「病院の方針で全面的にお話しするようにしています」

医療安全文化の醸成に組織的に取り組んでいる今なら、そのような発言に違和感はない。しかし、当時、それを聞いたときに私のなかに何ともいえず、しっくりこない感じが生じたことをはっきり憶えている。その感覚を正確に表現するのは難しいのだが、次のような気持ちだった。

私は、「なぜどのような状況においても、誤薬の事実を患者や家族に伝えるのか」を看護部長であるあなたに聞いている。それなのに、どうして病院のスタンスだとか方針だという組織決定が理由になるのだろうか？

倫理的な問題に関して組織の方針を決めることは、職員の倫理的意思決定を助けるという意味で大切なことであり、職員を救うことにもなる。それに異論はない。しかし、なぜ事実を伝えるのかという理由を聞いているのに、なぜか方針を守ることに価値があるかのような答えだったことに〝倫理性〟を感じられなかったというのが、正直な感想である。むしろ、悩み、考え、なんとか答えを出そうという倫理的思考に挑戦した協力者の方たちの内省する姿に〝倫理性〟を感じたのである。

繰り返すが、倫理的な問題に関して組織の方針を決めることは大事である。しかし、なぜルールや方針ができたのか、あるいは必要なのかという原点に帰ることを押さえずして、できてしまったルールや方針を守ることが大切であるかのように継承されるのは、倫理的な人を育てることに逆行するように思う。「雨降り→スカートにする」と同じようなレベルで、「誤薬→患者・家族に伝える」と定型化することは、中間の思考を育てなくするリスクをはらむからだ。

『失敗学のすすめ』[42]などの著書で高名な畑村洋太郎氏が、講演で使われていた言葉を引用しよう。[註5]

「マニュアルをつくる者は賢くなるが、使う者はバカになる」
マニュアルも使い方次第なのだと思う。制度、システム、方針、ルール、マニュアルなどはあれば安心するが、それらに当てはまらない現象は多々起きる。だから、なぜそれらが必要になったのかという原点に常に戻りながら、その原点に向き合う力をつけ、マニュアル以外のことにも対応できる応用力を養う、そんな使い方が絶対に必要なのだ。

（註5）畑村氏は、同様の言葉を各地で残されているが、筆者が聞いたのは、第49回日本医療・病院管理学会学術総会における特別講演「失敗学と想定」の場である。

誰が意思決定するのか

意思決定には、自分で決めることのできる意思決定と、集団のなかで自分も参加して決める意思決定がある。また、組織的意思決定という考え方もある。管理者の権限で意思決定しなければならないことと、組織的意思決定に依らないといけないことの例を示しながら、それらの課題について考察していこう。

個人的意思決定と組織的意思決定

意思決定を、個人的意思決定と組織的意思決定とに分類したのは、近代組織論の祖ともいうべきバーナードである[43]。前者は、「自分自身の目的達成のために、自分の努力を組織の貢献にする意思決定」、そして後者は、「個人の人格を排除して、組織に与える効果や組織目的のために、自分の努力を組織の貢献にする意思決定」と説明されている。

すなわち、両者の違いは、①個人の人格が尊重されるのか排除されるのか、②組織に貢献することが個人の目的達成のためなのか、組織の目的達成のためなのか、である。

あいまいな意思決定の主体

個人的意思決定も組織的意思決定も、努力する主体は「自分＝個人」である。組織的意思決定なのに個人が主体となるのはおかしいと思うかもしれない。バーナードは、それについて次のように説明している。すなわち、個人が組織的意思決定を行なったとしても、個人の人格は排除されているため、意思決定の意図や効果は非人格的で組織的なものであるということだ。

具体的な例で考えてみよう。理事会や委員会などがイメージしやすいかもしれない。それらの会で組織的決定がなされたとき、実際には、理事長や委員長などの誰か個人が意思決定をしているかもしれない。しかし、意思決定プロセスそのものは組織的である。そして、理事長とか委員長という主体は非人格的であるとみなされるので、○○理事長決定とか△△委員長決定という言い方にはならない。たとえ、○○理事長や△△委員長の意向が決定に色濃く反映されたとしてもだ。あくまでも組織決定なのである。

例えば、次のようなことは、あなたの勤務する組織では、どのように意思決定されているだろうか。

・10億円の高額医療機器を購入するか否か
・病院の移転先をどこにするのか
・後任の医師がいない診療科を閉鎖するか否か
・次の看護部長を誰にするのか

いずれも病院の将来を左右するような重要事項である。しかし、これらの経営方針の決定が、常に一定の意思決定方法に則っているとは限らない。それらの意思決定は、時には設置主体からの通達であったり、議会の決定であったりする。あるいは、理事長や院長の判断であったり、経営幹部全員の合意によるものであったりする。つまり、設置主体の戦略、病院の風土、理事長・院長のパワーの使い方などに大きく影響を受けるということだ。職員からすると、「病院の方向性として、このように決まりました」と言われれば、誰がどのように決めたかというよりも、何となく上の人が決めた組織決定だという認識でしかない。個人の人格が排除されているからだ。議事録にも、院長の鶴の一声で決まったなどとは記載されない。それが組織的意思決定である。

特に、稟議書制度という日本に独特とされる意思決定の仕組みは、意思決定の主体を公然とわかりにくくさせている。地位でいうとそう高くない人が起案し、関連部署の上司に順繰りに回されて捺印された稟議書は、最終的にはトップマネジャーの捺印をもって決済される。このプロセスでは、捺印したすべての人がその意思決定に参画していることになる。「誰が意思決定したのか」が重要なのではない。関連するすべての部署や人々による「組織の承認を受けた決定事項」（組織的意思決定）として処理されることが重要になる。

10億円の高額医療機器の購入決済が下りたという例を考えてみよう。それが原因で後に経営難になったとき、誰が責任をとるのかと問われる。購入されてから5年も経っていると、起案した放射線技師の係長、捺印した課長、部長、診療部長、経理課長、事務長、院長のなかで、組織にそのまま残っている人が何人いるだろうか。たとえ残っていたとしても、そのなかの誰の責任だろうか。かくして、責任の所在はあいまいなままとなる。個人ではなく、人格をもたない組織が決定したことだからである。

それとは対照的に、「自分」が決めるということを譲らないトップもいる。権限委譲をせず、細かなことまで指示命令を下し、報告を受けてあらゆることを掌握しながら経営するタイプである。このような組織では、トップの決定（個人の決定）が、そのまま組織的意思決定と見なされる。

看護部長の権限

通常、院長、看護部長、事務長は〝三役〟とよばれ、院内ではトップマネジャーとして認識されている。看護部には、職員の約半数が所属しているため、スパン・オブ・コントロールは最大規模であり、看護部長はそのトップである。ちなみに私が看護部長をしていた病院では、当時2000人弱の職員がおり、看護部には約1100人（55％）が所属していた。しかしながら、公式には、看護部長は、院長の下位に位置しているため、実質の権限をどの程度もつかは、組織の歴史、その人の実力、院長や事務長の考え方などに左右される。米国のように明確で詳細な職務記述書があれば話は別だろうが、日本には看護部長の役割、責任、求められる能力などを細かく明文化し、周知させているような医療機関はないだろう。少なくとも私は耳にも目にもしたことがない。

そうはいっても歴代の看護部長が判断してきたことは、新たな看護部長も自らの権限で行なえると考えるのが通常だ。しかし、院長が交代すれば方針が変わり、そうではなくなることもある。また、ルーティンでないことや初めてのことは、誰が意思決定するかが手探りとなる。看護部長といえども、自分と周囲の人々との関係性をみながら、どの程度まで当該事項に関与すべきか、どの時点で誰が意思決定するのが適切かをそのつど考えることになる。このように、看護部長の意思決定を論じるときには、先述した組織的意思決定における主体の曖昧さに加え、権限の曖昧さも視野に入れる必要がある。次の事例を使い、次に続く問いに向き合うことでより深く考えてみよう。

権限と意思決定の関係を考える

事例 トップの交代による方針転換

これまで、看護部内の昇格人事や人事異動に関しては、看護部長に一任されていました。看護部内で決めた人事は院長に報告して了解をもらい、その後に正式に稟議書を書いて決済をもらうという形で進めてきたのです。

今年度は、内科病棟の看護師長の後任を決めるにあたり、例年通り、まず私が3人の候補者を選出しました。そして、副看護部長たちの意見も聞き、最終的にAさんに決定しました。それを新任の院長に報告したところ、「Aさんの評価は耳にしたことがない。私を含めてBさんのことを信頼している医師が多いので、

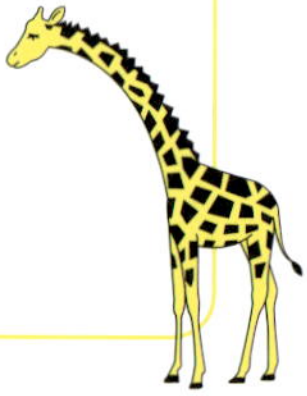

Bさんがよいと思う」と、異なる意見を述べられたのです。

私は、これまで看護部内の人事に関しては、看護部長の責任で決めていたことを院長に話しました。そして、Bさんの臨床能力の高さは認めるところだが、リーダーシップ力に欠け、人への接し方にムラがあるために看護師長候補には入らないことを伝えました。院長の表情は最後まで厳しく、「私には院内の管理者人事に対する責任がある。看護部の意見はわかったが、最終的には私が決める」と言われました。こんなことは初めてのことです。Aさんのことは副看護部長たちも推していましたし、本人にも打診し内定を伝えています。私は看護部長として組織の今と将来を考え、責任をもって人事を行なってきました。それを信用してもらっていないことが、とてもつらいです。

院長も経営トップとして最高の人事をしたいと思っているのでしょうが、Aさんを正当に評価しないまま、Bさんを昇格させることが最高の人事とは思わないし、もしそうなれば、私は職員に説明ができません。人事のプロセスや結果は、すべてを公にすることはできません。だからこそ、公平性や正当性を熟考して決めてきたのです。

ここで問いである。

この事例において、何が倫理的な問題だと思うか、
またそれはなぜか。

看護部長が、院長の反対にあった後に、
倫理観をもって意思決定しなければならないことがあるとしたら、
それは何か。

看護部長が看護部内の人事権をもっている場合に、
次期看護部長の選択において、倫理的問題が起きないように
気をつけることがあるとすれば、それは何か。

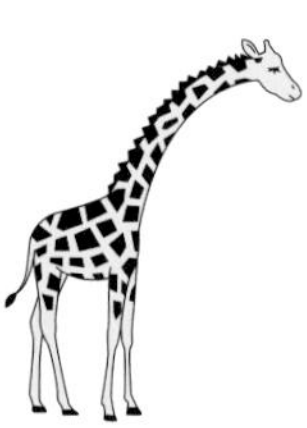

意思決定したつもり

これまで、研究や研修の場で、看護部長や看護部長候補者たちに「管理者として最も意思決定に苦慮した倫理課題」を挙げてきてもらった。しかし、集まった事例を読むと、明確に意思決定を行なったという記述がいかに少ないかがわかる。

例えば、私の研究で得られた48の倫理課題においては、看護部長が自ら意思決定を行なったことが明確なのは9事例、院長や事務長との合議、あるいは委員会などの決定に参画していたと読み取れるものが9事例であった[21]。残りの30事例は、意思決定に至るまでの状況説明で終わっていたり、意思決定に参画したかったけれどもできていなかった。自分では意思決定したつもりが意思決定になっていなかったのである。

誰の目から見ても、看護部長が組織的意思決定を行なったといえるものはそれほど多くなく、選択肢からどれかを選ぶプロセスの途中で終わってしまっている例は少なくない。実は、倫理課題に対してうまく意思決定できなかったという看護部長の悩みは、意思決定した内容の良し悪しだけではなく、そのプロセスにおける不全感や不足感によることも大きいのである。

ここで、次の2つの事例を読み比べてみよう。いずれも、同じ院内で起きた盗難事件に対する組織的意思決定についてである。アルバイト学生は看護補助者の仕事をするため、この病院のアルバイトの採用面接は、看護部の責任で行なっていることとしよう。

なぜ、組織的意思決定プロセスに違いが生じるのかを考える

事例1　看護学生による盗難事件への対応

救急外来で、半年の間に複数件の盗難が発生した。状況からみて内部の犯行が疑われた。看護師長が、盗難があった日に勤務していた職員を洗い出したところ、アルバイトの看護学生Aさんが浮かび上がった。Aさんは、近隣の看護大学からくる実習生でもある。看護師長が総務課長とともにAさんと面談したところ、事実を認めたという報告が、看護部長、事務長、そして院長に上がった。

看護部長、院長、事務長の3人の話し合いの場で、院長は処分を看護部長に一任するという姿勢であった。それを受け、看護部長は通学先の学校担当者に、①職員から警察への被害届は出されていないこと、②アルバイトは即刻やめてもら

うこと、③職員の不安を解消するために、犯人が見つかったことを職場内だけにとどめる形で話すこと、④学生への処分は学校に任せることを伝え、この件は終了となった。

事例2　医学生による盗難事件への対応

救急外来で、半年の間に複数件の盗難が発生した。状況からみて内部の犯行が疑われた。看護師長が、盗難があった日に勤務していた職員を洗い出したところ、アルバイトの医学生Bさんが浮かび上がった。Bさんは、近隣の医学部からくる実習生でもある。看護師長が総務課長とともにBさんと面談したところ、事実を認めたという報告が、看護部長、事務長、そして院長に上がった。

看護部長、院長、事務長の3人の話し合いの場で、看護部長は事例1と同様の報告を学校にすべきであると主張した。しかし、院長は「Bさんは医者としての将来がある身だし、深く反省している」「患者や職員が物を盗られるような状況をつくっていた病院にも責任がある」という見解であった。それに対して事務長は特に異論はないようで、大学には報告しないこととなった。

ここで問いである。

それぞれの事例の倫理的問題について、
院長は何を意思決定したのか、それについてどう思うか。
それぞれの事例の倫理的問題について、
看護部長は何を意思決定したのか、それについてどう思うか。
同じ病院内で起きた事例である。
倫理的問題があるとすれば、それは何か。なぜそう考えるのか。

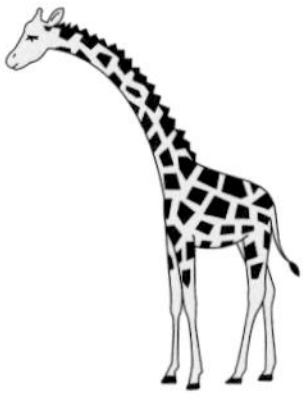

2つの事例はいずれも、アルバイト学生による盗難事件の話である。しかし、その対応について、事例1では院長は看護部長に一任したが、事例2では看護部長の意見は通らなかった。もちろん、医学生に関する現場での最終責任者は医師である院長にという考え方もあろう。だが、この事例は、看護部の管轄下での出来事である。また、この学生が薬学部の学生だったら、誰が決めるのだろうか？　理学療法の学生だったら？　検査技師の学生だったら……？　つまり、同じような事例であっても、院長が権限委譲して看護部長が自分で決定できることもあれば、看護部長があくまでも集団の一員として決定プロセスに参画するにとどまることがある。

事例2の場合は、院長は最初から決定内容を自分で決めている節があり、実のところ看護部長が意思決定に参画しているかどうかも怪しい。院長が意思決定した内容もさることながら、その意思決定プロセスにおける巻き込まれ方（排除のされ方）にも倫理的な問題が感じられる。職種による処分の違いに違和感も残る。この病院には、どのような不文律があるのだろうか。その不文律が、倫理的な問題を顕在化させてはいないだろうか。

二重権限構造に潜む倫理課題

企業と同様、病院内にも公式の組織図が存在する。病院の管理は、医療法第10条[註6]において医師（一般的には院長）がしなければならないと定められているため、病院の組織図は医師である院長をトップとするヒエラルキー型であるのがほとんどだ。

また、病院内では医療上の緊急度が高いことが最優先される。そのため、その絶対的な判断を行なう医師が、組織図上の指示命令系統とは異なる独自の命令系統をつくり上げている[44]。職位ではなく、職種による指示命令系統といえる。このように2つの指示命令系統が両立する仕組みは、医療社会学のなかでは〝二重権限構造〟とよばれており、コンフリクトの原因となる[45]。

医師である院長が組織構造において最上位に位置づいていること、そして医師の絶対的判断が優先されるという2つの理由により、医師集団は他の専門職集団よりも強い権限をもちやすくなる。医師は、自らの権限が集約されやすい環境において、どのように権限委譲を進め、他の職種の専門的な判断をリスペクトするかが問われる。そして、医師以外の職種は、それぞれの専門的責任において自律して意見を述べ、行動することが求められるのである。

だが、考えてみれば、医師の判断が優先され権限が強調されるのは、あくまでも緊急時における「医学上」の判断に限るはずである。クーゼが「職業的な専門的知識や技術をもつことと、その人の倫理的判断が妥当であるかどうかは関係ない」と述べているように、「倫理的な判断」についてまで、医師の判断が優先されるということではない。(46)

先述の事例2「医学生による盗難事件への対応」においては、医学生の問題であるから医師が決めるのだという職種による判断の違いを示す院長の姿勢や、それについて意見をもたない風土について、おおいに議論されるべきである。

いったん方針が決まった状況のなかで、あなたなら組織の決定だから仕方ないと考えるだろうか、再考するように院長に投げかけるだろうか。看護部長として、この先、新たに意思決定すべきことはあるだろうか。こういうときこそ、管理者であることの意味が問われる。

(註6)医療法第10条　病院又は診療所の開設者は、その病院又は診療所が医業をなすものである場合は臨床研修修了医師に、歯科医業をなすものである場合は臨床研修修了歯科医師に、これを管理させなければならない。

ここでは、医師と看護師という職業に焦点を当てた組織内の意思決定のあり方について考えてきた。だが、このような問題は、同じ職種同士でも起きる。特に権限が強い人、職場での経験が長い人、何らかの理由でパーソナルなパワーをもった人が職場内にいるとき、物事の決め方に倫理的問題を生むような不文律に注意が必要だ。

第8章

意思決定したことは成果を上げているのか

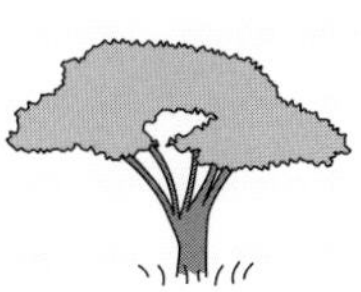

意思決定は選択であり、次の具体的なアクションを決定することである。ところが、熟考して決めたはずなのに、それがよい結果をもたらさなかったという経験はないだろうか。決めたことが、組織にとって必ずしもプラスに働くとは限らないし、自分にとって納得のいくものとも限らない。意思決定したからといって、成果を伴うかどうかは別問題である。本章では、この問題を意思決定後の結果と満足という2つの視点から論じようと思う。

まず、よかれと思った意思決定が必ずしもよい結果を招かないことについて、ベイザーマンとテンブランセル[47]による〝限定された倫理〟と〝倫理の後退〟を参考にしながら考えてみたい。意思決定のなかには、十分な確信をもって行なったわけではなく、不安なままこれで本当によいのだろうかと戸惑いながら行なっても、結果オーライのこともあるだろう。その一方で、これでいいはずだと思っていたのにもかかわらず、うまくいかないこともある。〝限定された倫理〟と〝倫理の後退〟は、後者を説明するものである。よい人がよい行動をとったと信じて疑っていないところに、実は落とし穴があるという話だ。

2つ目の視点として、意思決定したものの、その決定に満足が伴わない状況を扱う。管理者には、組織の問題解決が求められる。そのため、倫理的に意思決定したとしても、問題が解決しなければ自分を責めることになる。ここでは、その後味の悪さについて、倫理的意思決定プロセスと問題解決プロセスの区別をすることで、紐解いていこうと思う。

倫理性が限定される

倫理的な問題を認知した際、自分の価値観に照らし合わせてどのように対応すべきかがわかり、そのとおりに実行できたとしよう。普通に考えれば、その問題への対応は非常にうまくいったということになろう。ところが、実際はそうとばかりはいえない。現実には、意思決定したときには心理的に満足していても、それを行動に移した結果うまくいかないということは生じうる。考えてみれば、意思決定は「選択肢のなかから、何らかの判断をして選び取る」ことであり、次のアクションは決定されるが、選んだ後の行動レベルについてまでは、ほとんど言及されていないのだ。

私たちは、思わしくない結果を後々振り返ってみたときに、意思決定プロセスに見直すべき点があったことにようやく気づくのである。否、それならまだいい。何が悪かったかに、その後もずっと気づかないままということすらある。

ベイザーマンとテンブランセルは、『倫理の死角』(48)において「行動倫理学」という新しい考え方を提唱している。行動倫理学は、倫理上のジレンマに直面した人間が、どういう理由でどのように行動するのかを解明する学問とされる。そして、悪意なしに非倫理的行動をとってしまう原因を〝限定された倫理性〟と定義し、その様相を明らかにしようとしている。

〝限定された倫理性〟には、例えば、自分の価値観しか見えていないこと、直感だけで物事を判断してしまうこと、逆に直感を無視してしまうこと、よく知っている人のことは大目に見てしまうことなどが考えられる。

また、このような個人レベルだけではなく、組織レベルにおいても、〝限定された倫理性〟で説明がつくことがある。その代表的な現象が、ジャニスによって明らかにされた〝集団浅慮〟である。[49] 集団で意思決定する際には、多様な意見を尊重し現実的に評価するというプロセスが大切である。ところが、そういった多様な意見を十分評価することなく、集団としての意見の一致を求めるほうを優先させてしまい、安直な考え方をしてしまうことがあるというのが、この集団浅慮である。ジャニスが分析したのは、米国政府のとった政策である。その決定プロセスにおいて、集団浅慮に陥った政府高官たちが下した判断により、キューバへの侵攻（1961年）やベトナム戦争（1964-1967年）の拡大などが止められなかったとされる。

集団浅慮は身近にも起こりうる現象である。看護師長会での場面を考えてみてほしい。

3、4人のグループワークなら自分の意見を表明する人が、大勢が参加する看護師長会で同じことを投げ掛けられて同じように発言しているだろうか。誰かが発言してくれるだろうとか、自分の意見は大したことはないという理由で口をつぐむことはないだろうか。あなたの所属する組織はそのようなことが起きないように、多様な意見の表出を奨励するような風土をつくっているだろうか。

また、私たちは自分たちでも気づかぬうちに、自分たち自身で限定された倫理の枠組みをつくってしまう可能性も意識する必要がある。例えば、議論する時間が十分とれないときに「意見のある人は、後からメールしてください」ということがある。時間管理を優先するのは大切なことであり、会議の時間は限定されているからその方法しかないのかもしれない。後でメールでの意見を受け付けるというのは、会議を効率的に進め、全員に意見を述べるチャンスを与えるという、全く悪気のない心理から発生しているやり方である。しかしそれは、メンバーに集団浅慮のような限定された枠内での選択を強いているかもしれないのだ。**図15**に、集団浅慮の8つの兆候を掲げた。[50] 自組織や自部署に集団浅慮が起きていないかを知る手がかりにしてみてほしい。

〝限定された倫理性〟は社会レベルにも見受けられる。『倫理の死角』で取り上げられているのは、臓器提供の意思表示に関する政策である。日本では、臓器提供の意思は、意思

図15 集団浅慮にみられる8つの兆候

1	自分たちが敗れるはずがないという不敗幻想が生じる。そのため，楽観的になりすぎてしまい，率先して過剰なリスクを抱え込んでしまう。
2	過去の意思決定を再考する機会になるネガティブ・フィードバックや警告を考慮せず，全員で合理的な意思決定を求めようとする。
3	集団内で継承されてきた道徳を疑いもなく信じ，決定事項がどのような倫理的・道徳的な結果をもたらすのかについて無視してしまう。
4	敵方のリーダーを悪人だとか，力がないとか，愚かであるといった固定観念で見てしまう。
5	集団が共有している幻想に異議を唱えたり，集団内の大多数が支持している考え方に異論をはさんだりする人に対して，直接的な圧力をかける。
6	不安に思うことには目をつぶり，疑わしいことは最小化することで，集団内のコンセンサスから逸脱することを避けようとする。
7	集団内の意見は全員一致しているという幻想が生じる。そのため，成員が表明するすべての判断は，集団内の大多数の見解を支持しているとされる。
8	集団が，すでに決定したことの効果や道徳性に関して満足しているとき，それを打ち破るような反対情報が生じれば，それからリーダーや成員を保護しようという見張り人役の人物が現れる。

Janis IL: Groups: Groupthink: Leavitt HJ, Pondy LR, Boje DM. (eds.): Readings in Managerial Psychology, 4th ed., The University of Chicago Press, 439-450, 1989より筆者翻訳，作成

表示カードへの署名にて有効となる。これは、オプトイン方式とよばれ、日本以外ではドイツやイギリスなどにみられる。ところが、オーストリア、ベルギー、フランスなどの国々では、生前に移植を拒否する意思を表明していなければ、自動的に臓器提供候補者になるというのだ。これは、オプトアウト方式とよばれている。

いずれの方式においても、個人の意思が尊重され選択の自由は保証されている。しかし、何が通常の状態で、何が特別な意思決定を必要とするのかが正反対なのである。個人の選択の自由を保証するために行なわれているこのような政策の違いは、有効な移植同意率に影響する。前者の方式を採る国では、臓器移植同意率が数%からせいぜい30%程度であるのに対して、後者の方式を採る国では、80%を超えており、ほぼ100%という国もあることに驚きを禁じえない。

このように、私たちは自分たちがよかれと思った行動が、思いもよらなかった結果を招くことを経験している。また、法律や規則に従っていても、そこに倫理的な問題がないわけではないことを学んでいる。そのため、意思決定した後も、「よかった」「悪かった」で終わるのではなく、そのプロセスを意識的に振り返り、倫理的な視点で立ち止まってみることが大切だ。

倫理が後退する

ほとんどの人は、自分は非倫理的な人間などではないと考え、何かあれば倫理的行動をとれると信じている。しかし、行動倫理学の研究によれば、実際には予測通りの行動がとられないことがめずらしくないという。なぜ、そのようなことになるのか。『倫理の死角』では、その理由を2つの時点で起きる動機の違いと、〝倫理の後退〟で説明している（**図16**）。

ベイザーマンとテンブランセルの説明によると、意思決定する前は、森を見て木を見ない状態だという。このたとえは、これから起きることを細部まで予測することが困難であるため、一般論や原則などに従うことを指している。この時点では、自分は倫理的な判断を下すということを疑わず、一般論や原則に従う「すべき」自分が優先される。これが最初の時点だ。

しかし、実際に意思決定する段階になると細部が見えてくる。倫理的な判断よりも、ビジネス上の判断や法律上の判断などを優先させようという衝動に勝てなくなる。つまり、「したい」自分が優位に立つのである。かくして森は視界から消え、具体的な事情が行動

図16 「したい」の自己と「すべき」の自己のせめぎ合い

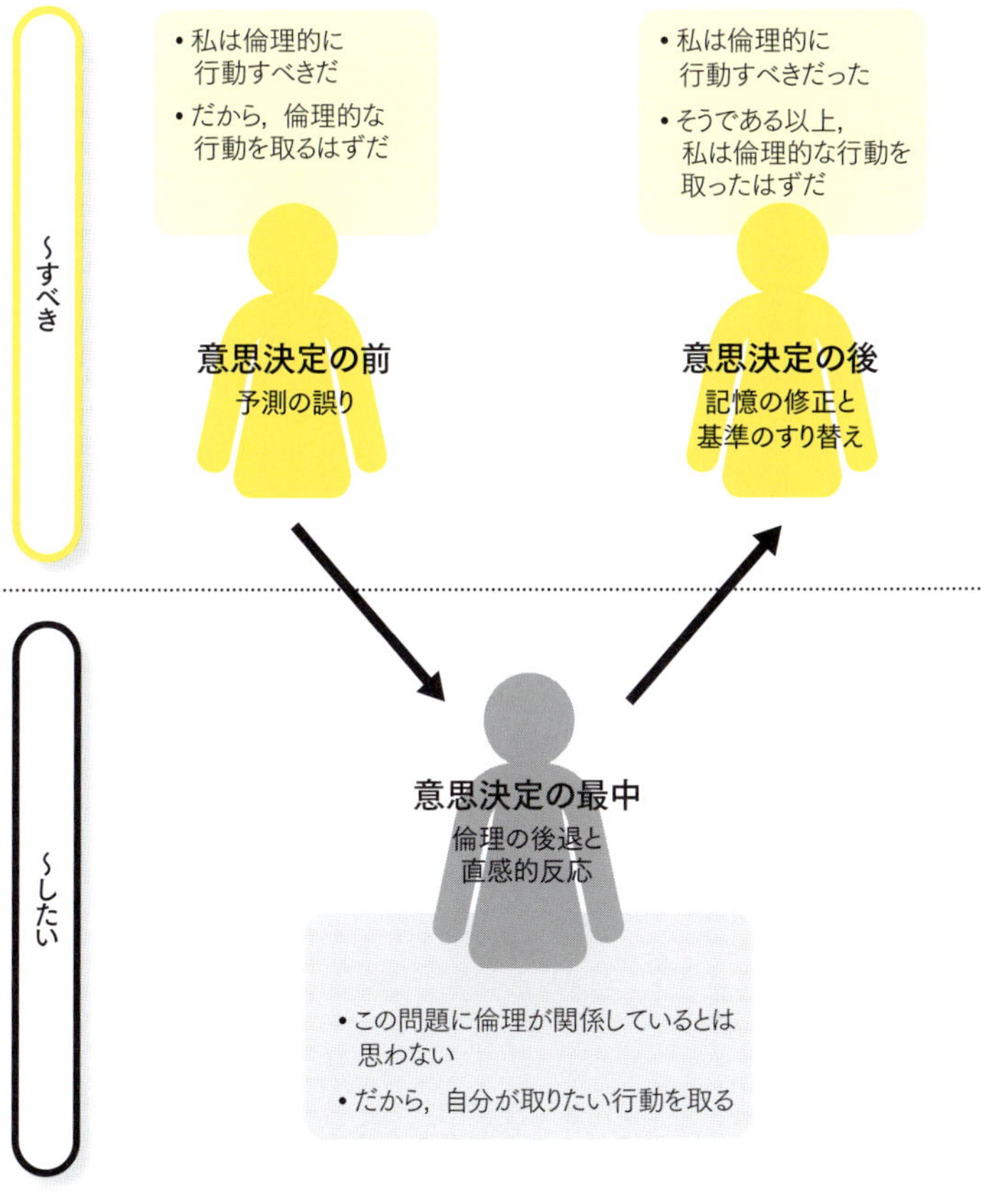

マックス・H・ベイザーマン，アン・E・テンブランセル著，池村千秋訳，谷本寛治解説：倫理の死角——なぜ人と企業は判断を誤るのか．NTT出版，97-100，2013より筆者作成

を決めることになる。

これまで述べてきたように、さまざまな道徳的要求を受けるなかで、私はビジネス上の判断や法律上の判断を優先させることが非倫理的だとは思わない。むしろ管理者であれば、どの判断を優先させることが最も重要なことなのかを考えるプロセスは、倫理的であると考えている。その上で、あえて〃倫理の後退〃というフレーズに焦点を当てたのは、人は自分でこうすべきだと思っているとおりのことを、実際には、いつも実行できるとは限らない存在だと知っているからだ。そのような事例を数多く見聞してきたし、私にもそういうところがある。

ベイザーマンとテンブランセルが次に示すのは、意思決定の後に起きる記憶の修正や基準のすり替えについてである。意思決定が終わって時間が経過し、ふと我に返り、あのときの判断は本当に倫理的だったのだろうかと脳裏をよぎることがある。すると、自分は「すべき」ことに従う倫理的な人間だったはずなのに、どうして「したい」ことを優先するような判断をしたのかという不協和が生まれる。それを修正するために、都合のよい理由をつけたり、みんながそうしたから自分もしたという理屈をもち出したりする。自分の行動を正当化し、そのときの判断は大したことのない決定だったというように、歴史を語り直すことすらある。(47) これが2つ目の時点だ。

問題が解決しない

　ここまでは、倫理的であるはずの人が、自分でも無意識のうちに倫理的ではない行動をとってしまうことについて考えてきた。次に考えたいのは、倫理的だと思って意思決定したことに満足が伴わないのはなぜかということである。

　これまで得てきた事例からは、2つのパターンが明らかになっている。問題が解決されない場合と、意思決定したことを実行に移せない場合である。これら2つのパターンについて、次の事例を用いながら考えていこう。

事例｜自分より先輩だが、部下にあたる人への対応

　田中看護部長は、教育担当の横山看護次長の考え方や行動に対してフィードバックをしにくいと感じている。田中部長が新人の頃、同じ病棟の先輩だった横

山次長に助けてもらったり指導してもらったりした経験があるからだ。先輩よりも自分が上位職についたことで、田中部長はやりにくさを感じていた。また、横山次長は、教育担当として一定の教育成果を上げてきた人なので、意見を述べることへの遠慮もあった。

　しかし、横山次長の考え方は旧態依然としている。田中部長は、このままだと職員の教育が他病院よりも遅れるし、そうなれば看護の質にも影響すると感じていた。いくら遠慮があろうとも、看護部のトップとしてこのままにしてはおけないという結論を出した田中部長は、もう少し今の時代に合った教育を企画運営するように、横山次長に明確な指示を出そうと意思決定した。

(1) 問題が解決されない場合

事例のその後――パターン①

田中部長は、横山次長と新たな教育計画について話し合う場をもち、自分の意見を述べた。横山次長は、そのときは「わかりました」と言ったが、その後、特に検討している様子もなく、新年度の計画はこれまでとほとんど変化のないものであった。

田中看護部長は、目上を尊重するという「日本的文化規範に従う」ことと、教育の質を高めて「看護の質を保証する」という2つの道徳的要求を感じていた。田中部長は、当初前者の重みを感じて、横山次長に適切なフィードバックができない、という倫理的問題を自覚している。

やがて、看護部長として後者の道徳的要求を大事にすることが組織にとって必要だという意思決定を行ない、横山次長にフィードバックをした。教育の質を上げるための問題解決と、自分の倫理的問題に向き合うことを同時に行なったのである。ところが、結果として問題解決はなされなかった。

倫理課題を認識し、多様な価値観を吟味し、どのような道徳的要求を大切にすべきかを考えて意思決定できたとしても、結果が伴わなければ人は満足しない。管理者であればなおのこと、問題解決をするのが仕事の一部であるため、たとえ倫理的に意思決定したとしても、解決ができなければ「だめ」だと思ってしまう。「問題とは、目標と現実とのギャップで解決すべきこと」[51]である。そのことを叩き込まれている管理者は、問題を解決しなければ役割を果たしたとは思えないでいる。

たしかに、管理者の意思決定は結果がすべてだという考え方は否定できない。病院長や看護部長の意思決定したことに結果が伴わなければ、組織はうまく回らない。それゆえに、適切な意思決定をするために、考えられうる選択肢のなかからできるだけ最適な選択をするように努力をする。また、意思決定したことがよい結果に結びつくように、管理者は情報を適切に集め、戦略的に考え、資源を動かし、リーダーシップをとるのである。

倫理的に意思決定したにもかかわらず、結果が伴わないとすれば、それはその人が倫理的でないからではなく、問題解決のプロセスに見直すべき点があったと考えたほうがいい。また、私たちが満足を得られないのは、問題解決ができない場合だけではない。たとえ問題が解決されても、そのプロセスが倫理的でない場合には、後ろめたさや釈然としない感情が残ったりするものだ。

倫理的な人間であることと問題解決ができる人間であることは両立できればよいが、うまくできないときもある。倫理的な問題が思うように解決できないとき、倫理的意思決定プロセスと、問題解決プロセスのどちらを見直すべきかをよく考えてみる必要がある。

(2) 意思決定したことを実行に移せない場合

事例のその後 ―― パターン②

田中部長は、横山次長と新たな教育計画について話し合う場をもった。自分の意見とは異なるが、横山次長は一生懸命に教育について語ってくれた。それを聞いていると、ここで自分の意見を主張して横山次長のモチベーションを落とすのは得策ではないように思えてきた。自分の意思決定が変わるわけではないが、今回は、横山次長の話を聞くだけにしようと思った。

意思決定したからには、当然それを実行に移すことが伴うと考えられがちだ。しかし、実際には、決めたときと実行に移すときとの間には、時差がある。そのため、いざ実行する段になるとためらいが生じたり、実行するまでの間が長くなってうやむやになったりすることがある。

この事例では、田中部長は、横山次長と話し合うことを意思決定どおりに行なっているが、肝心なことを伝えるのは先延ばしにした。

このパターンの特徴は、解決すべき問題が日常的に起きているので、急を要さないということである。日常的に疑問を感じている場合、今、あるいは今日実行に移さなくても、次の機会は近いうちにやってくる。そのため、「まあ今回はいいか、様子を見て今度にしよう」と先延ばしをすることへのためらいが小さい。急を要さない場合には、焦らなくてもよいので心理的なゆとりすらある。

それでは、それに安穏としていて心地よいかと問われれば、そうではない。喉に小骨が刺さったような不快感や、自分で決めたことをいまだ実行できていないことへの気まずさと、ずっと闘うことになるはずだ。そこにどう折り合いをつけるのか、その決断はリーダーシップそのものであると、私は思う。

さて、本章のまとめとして、以下の問いを掲げるので、じっくり考えてみてほしい。

あなたには、倫理的に正しいと思って実行したことが、
倫理的ではない結果を導いたということがあるか。

あなたは、「こうすべきだ」とわかっていることをせず、
倫理的ではない選択をしたことがあるか。
後からそれを振り返ったとき、
自分自身にはどのような言い訳をしただろうか。

あなたには、「こうする」と決めたことで、
いまだに実行に移せていないことはないだろうか。
移せていないなら、それはなぜか。
実行していないことによる倫理的な問題は生じていないだろうか。

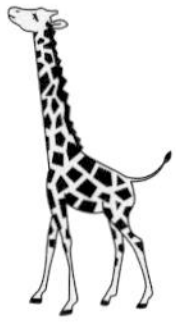

第9章

倫理的なリーダーシップとは

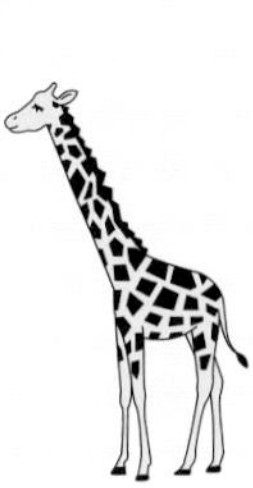

前章では、よかれと思って意思決定したことが思わしくない結果を招いたり、実行不全に陥っていることなどについて述べた。それでは、一体何が押さえられていれば倫理的に意思決定したといえるのだろうか。そして、倫理的にリーダーシップをとるとはどういうことなのだろうか。

結果の如何にかかわらず、意思決定の意図やプロセスが倫理的であれば、倫理的なリーダーシップといえるのだろうか。それとも、倫理的に望ましい結果をもたらすことが倫理的なリーダーシップなのだろうか。また、そもそも高潔で公平な人がリーダーになれば、倫理的なリーダーシップがとれるのだろうか。リーダーになれば倫理的であるように努力を重ね、やがて倫理的なリーダーシップをとるようになるのだろうか。

このような「倫理性」と「リーダーシップ」との関係についての議論はとても重要で、私が数年に1度参加している Academy of Management という学会でも、必ず複数のセッションがみられる。経営学に関する国際的なジャーナルでも多数の文献がみられる。しかし、現場の管理者の倫理的意思決定プロセスの生々しい状況を拾い上げて分析を試み、管理の実践現場に還元することを目的とした研究はわずかに散見される程度である。看護学においても、国内外を問わずこの種の文献は少ない。本章では、「倫理的なリーダーシップ」という管理者にとって重要なテーマを取り上げ、私たちの思考の整理を試みてみたい。

「リーダーシップ」と「倫理」を結びつける試み

『経営学大辞典』[52]によると、リーダーシップは「組織の目的の達成のために部下の動機づけを行うところの管理者や監督者の対人的な影響力」と説明されている。これは、非常に古典的な定義であるが、フォロワー（部下）からの視点がもう少し強調されたほうがよい。リーダーシップはフォロワーがいてこそ成り立つことを考えれば、リーダーがフォロワーに対して、どのような影響力を与えられるかというよりは、フォロワーはどのようなリーダーに喜んでついていき、リーダーとともに進んで絵を描こうとするかということが大事である[53]。このような視点で、「部下としてリーダーに望む資質を1つだけ挙げよ」と言われたら、あなたは一体どのようなことを思い浮かべるだろうか。

あなたは、夢を語れることや前向きであることを挙げるかもしれない。あるいは、信頼されること、公平であること、誠実であること、支援的であることなどを思い浮かべるかもしれない。交渉力があること、リスクを回避できること、集団を鼓舞することなどを考える人もいるだろう。各々がイメージする資質や行動特性はいくつかあるだろうが、それらのなかから1つだけと言われると、選択に苦慮するのではないだろうか。

仮に、100人が1人1つずつ挙げたものを書き出せば、リーダーにとって最も大事だとされる資質のリストをつくることは可能だ（50人くらいのクラスで、何度か実際に行なったことがある）。しかし、そこに「倫理性が高いこと」とか、「倫理的思考ができること」といったフレーズは出てくるだろうか。「公平さ」「誠実さ」といった倫理性に関係するようなフレーズなら出てくるだろうか（少なくとも、50人のクラスでは出てこなかった）。

遡ること80年も前になるが、米国の経営学に貢献した経営者にして著述家のバーナード(43)は、『経営者の役割』のなかで、リーダーシップには、責任をとることと道徳水準を満たすことの双方が大切だと述べている。道徳は外的な影響を受けながら蓄積される個人に内在する安定的な性向である。リーダーの責任感がなければ、協働への信念が引き出されないため組織が成立しないが、成立した組織が維持されるためにはリーダーシップの道徳性の高さが必要だというのが、バーナードが強調する点である。もちろん、理論的な側面だけではなく、実践家のなかにもすばらしい倫理的リーダーシップを発揮している人やその大切さを強調する人は大勢いる。例えば、ヤマト運輸の生みの親である小倉昌男氏が掲げる経営リーダーの10の条件の10番目には、「高い倫理観」が記されている(54)。

リーダーシップには道徳性が欠かせないという主張が、歴史的にも実践的にも認められているにもかかわらず、倫理性は、人々の挙げるリーダーシップの資質としては、最優先事項にはなりにくい。それは、決して、重要度が低いからではないと思う。リーダーシップには目標に向かうという目的指向があるため、1つだけ挙げよといわれれば、倫理性以上に強調すべき資質が想定されるからだと考えられる。あるいは、リーダーシップと倫理性を結びつけた体系的な教育が乏しいことを、その理由として挙げてもよいかもしれない。

リーダーシップと倫理を切り離せないものと考え、1976年という早い時期から経営倫理教育を始めたのは、ハーバード大学ビジネススクールである。その後、1987年に卒業生の多額の寄付により「リーダーシップ、倫理、企業責任」を教えるプログラムが発足し、ますます発展してきた[55]。

例えば、「リーダーシップと企業倫理」という科目は、ハーバード大学MBAプログラム1年目の必修科目で、4か月間かけて教えられているという[56]。そして将来、管理者や経営者になることを想定し、「自分の決断は倫理的にみて正しいのか」「経済、法律の視点に加えて、倫理的な視点をどのように組み込んでいけばいいのか」と、倫理のレンズで物事を見るように訓練されるのだそうだ。

今でこそ、経営倫理学の著明な学者を何人も有するハーバード大学ビジネススクールだが、当初は、教員たちもどのように倫理教育をすればよいのかに戸惑い、教授方法は試行錯誤だった。そのことが、『ハーバードで教える企業倫理――MBA教育におけるカリキュラム』[56]に詳しく記されている。興味深いことに、この本の原題は“Can Ethics Be Taught?”、つまり「倫理を教えられるのか」であるが、もちろん本書を通しての答えはYESである。今では、米国のビジネススクールでは当たり前のように教授されている科目であるが、残念ながら、日本ではいまだ一般的とはいえない。

倫理的リーダーシップとは

倫理的であることと成果を上げること

倫理的なリーダーシップとはどのようなものなのか？　実は、一定の見解を得るのは難しいとされている。Ciullaはその理由の1つとして、倫理的リーダーが普遍的ではないことを挙げている。[57]つまり、ある人からみれば倫理的だと思われるリーダーであっても、別の人から見るとそうではないことがあるというものだ。

もう1つの理由は、リーダーシップの結果を求めるかどうかで議論が分かれることである。よい意図をもっていても結果が伴わないこともあれば、好ましい結果が出てもそのやり方や手段に疑問が残る場合があり、どちらが倫理的か問題となる。

Ciullaが例として挙げたのは、ブッシュ大統領によるイラク戦争への突入決定だ。そのプロセスや結果の良し悪しは、誰の視点でみるのか、あるいはいつの時点でみるのかなど、どのような枠組みで捉えるかによって分かれる。今から50年後に、当時のブッシュ大統領の決断を歴史家がどう評価するだろうか。それが興味深いとCiullaは述べている。

50年とはいわないまでも、組織が決定したことや、決定に関与した管理者の評価は、今ともに働いている人たちだけでなく、10年後、20年後にこの組織で働いている人たちによってなされる。だから管理者は、歴史を背負う覚悟で意思決定しなければならないことがある。倫理的に意思決定しようとする際の葛藤は、その人の生きざまを問われていることに等しいと述べたのはバダラッコ[29]だが、その意思決定は、自分の歴史だけではなく組織の歴史を刻むことにもなるのだ。

自分が組織を去った後にも続く歴史に対して、リーダーは責任をもつ。そのための倫理的なリーダーシップとは、どうあることなのだろうか。リーダーである以上、組織の成果を上げることは必須だし、倫理的であることは当然求められる。両者が備わってこそよいリーダーなのだが、両者が二分されることもある[57]。

倫理的に対応したが成果を出せないことと、倫理的でないやり方をとったが成果を上げることとでは、20年後にどちらがよいリーダーとされるのだろうか。私たちは日々、20年後の組織を今の自分がつくっているのだという、倫理的な自覚をもって管理にあたっているだろうか。

倫理的なリーダーとして失敗する要因

倫理的リーダーシップがどのようなリーダーかについて考えるには、倫理的にふるまおうとしているのにそうならないリーダーを想定するのも一助であろう。ドリスコルとホフマンは、次に示すような7つのタイプを倫理的リーダーシップの失敗として挙げている[58]。翻訳されている表現を少し修正して紹介しよう。

1. 倫理的なことがみえない

本来見出すべき倫理的な意味合いを理解していなかったり、倫理的にみる視点がなかったりすること。

2. 倫理的なことに、だんまりを決め込む

倫理的な考え方や表現をしなかったり、もち合わせていなかったりする。価値観は大事だといいながら、倫理について語ったり重要性を説いたりすることもない。

3. 倫理的な支離滅裂

自分が説く価値観と実際の行ないが整合していない。そのことを認識できていない。

4. 倫理的な麻痺状態

価値観をどのように行動に結びつけてよいか、わかっていない。あるいは、結果を恐れて身動きできずにいる。

5. 倫理的な偽善行為

価値観は大事といいながら、実際には大事にしていない。

6. 倫理的な非統一

一連の統一された価値観をもっていない。場所が変われば、異なる価値観をみせたりする。

7. 倫理的な独り善がり

自分たちは善人であり、非倫理的なことはありえないと信じ切っている。

倫理は大事といいながら、倫理的問題をどう扱ってよいかわからないとか、実際の言動が倫理的でないリーダーには誰もついていかない。それどころか、周囲はそのリーダーの言動をどう理解してよいかわからないし、何を信じてよいのかわからなくなる。

倫理的であろうとすることは、美辞麗句を並べ挙げることでも、饒舌な語りができることでもない。倫理的に生きようと努力することだと思う。

「道徳的な人」と「道徳的な管理者」

リーダーシップはフォロワー（部下）があってこそ発揮される。そのため、リーダーが自分のことを倫理的だと思っていても、フォロワーの目にそれがどう映っているのか、あるいはフォロワーがリーダーシップと認識しているのかという視点が抜けてはいけない。

そのような問題意識から、経営者たちへのインタビュー調査が実施されている[59]。その結果、Treviñoらは、周囲が認める倫理的なリーダーシップには、リーダーが人間として道徳的であること（道徳的な個人：moral persons）と、管理者として道徳的であること（道徳的な管理者：moral managers）の双方が必要だと強調している。**図17**は、この2つを柱にした倫理的リーダーシップの構造を表わしたものだ[60]。

どちらも大切なのは当たり前だ。だが、当たり前だと思った人こそ、周囲の職員たちの目に自分のリーダーシップ行動が倫理的に映っているのかを考えてみてほしい。

（1）「道徳的な人」

職員の目にリーダーシップが倫理的に映るのは、リーダーが備えているある種の特性を

図17 倫理的なリーダーシップの2つの支柱

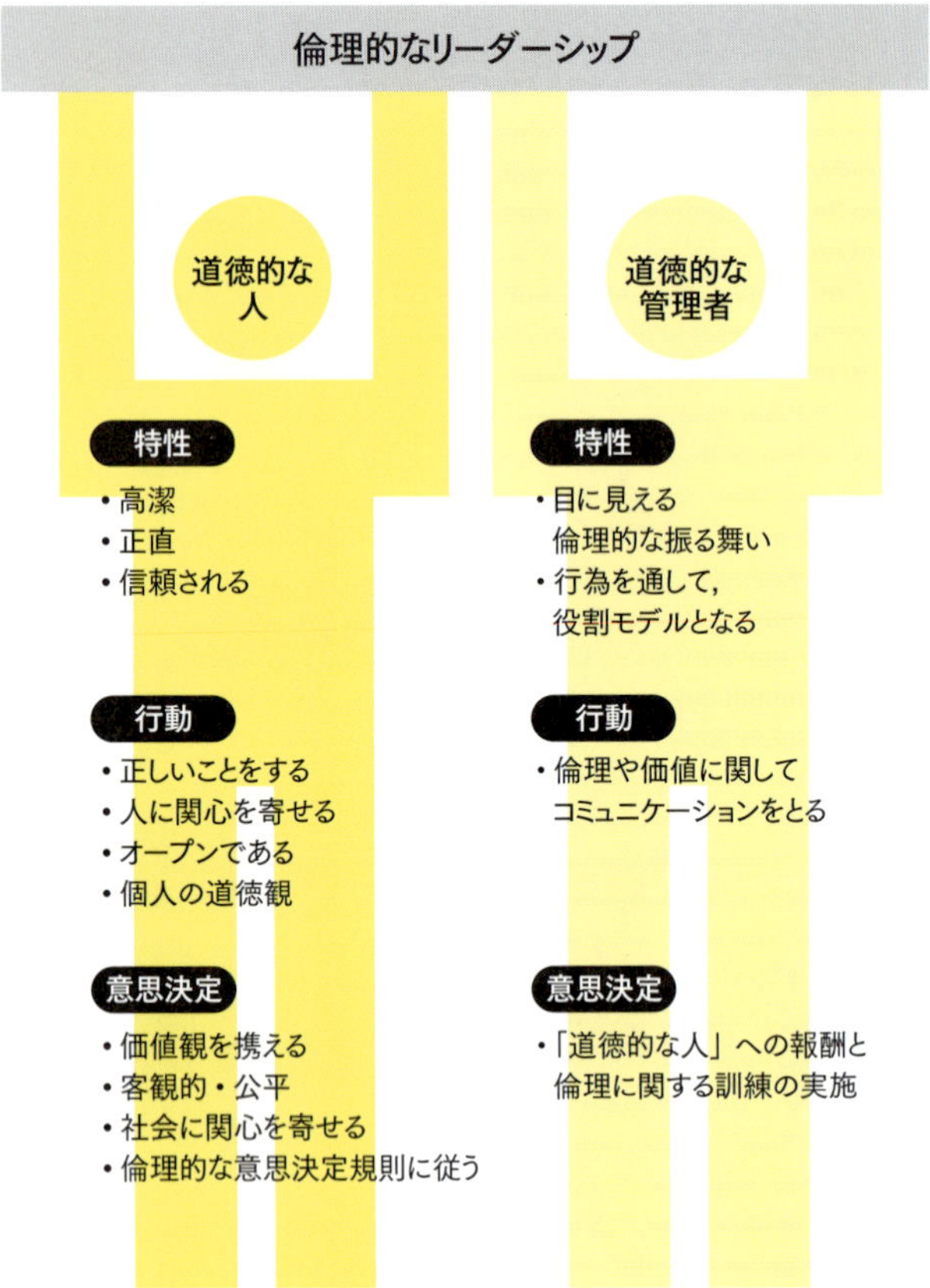

Treviño LK, Hartman LP, Brown M: Moral Person and Moral Manager: How Executives Develop a Reputation for Ethical Leadership. California Management Review, 42(4), 131, 2000より筆者翻訳，一部改変

感じるからである。また、リーダーによる何らかの行動を目にするからである。そして、リーダーが倫理原則に基づいた意思決定をするからである。それらの特性、行動、意思決定は、管理者だからというよりは、1人の人間としての真実の姿、つまり「道徳的な人」としての姿が表われたものと考えられている。

「道徳的な人」として職員の目に映る特性は、高潔であり、正直であり、信頼されることである。また、行動レベルでは、正しいことを実行する、人々を尊重し関心を示す、オープンであろうとする、そしてその人自身から道徳性を感じられることだとされている。さらに意思決定においては、倫理的な価値観や原則を踏まえていること、客観的で公平であろうとしていること、そして損得勘定だけでなく、広く社会や地域に関心を寄せる視点をもっていることが重要と考えられている。

(2)「道徳的な管理者」

倫理的なリーダーシップのもう1つの柱である「道徳的な管理者」は、積極的に倫理指針を打ち立てたり、倫理的な課題にチャレンジしたりする人をいう。

「道徳的な管理者」は、職員に見えるように倫理的に振る舞い、自らが役割モデルになる。また、倫理や価値について語る人でもある。それは決して押し付けではなく、組織が存在する目的や目指す方向において、なぜ倫理や価値が大切なのかを伝える力が備わっていることである。そして、そのような組織の価値観に基づき成果を上げた人を表彰することや、組織内のすべての人たちに倫理に関する研修を行なうことなどが「道徳的な管理者」として捉えられる。

Treviñoを中心とする研究者たちは、この調査を含めた複数の研究を通して、倫理的リーダーシップの定義を行なっている。(61)

「個人としての行為や他者との関係を通して規範にかなった適切な振る舞いを示すこと。また、フォロワーとの双方向コミュニケーションや、フォロワーの倫理観の強化や、意思決定を通して、そのような振る舞いをフォロワーにも推進すること」

倫理的なリーダーは、フォロワーにとって模範となる振る舞いをすることのみならず、その振る舞いを職員に推進する存在なのである。この定義と照合したときに、同僚の管理者や上司のなかで、倫理的リーダーシップを発揮している人を思い浮かべることができるだろうか。そして、「私」は倫理的リーダーシップをとっているといえるだろうか。

臨床現場の看護師の視点と看護管理者の視点

リーダーとフォロワーでは、倫理的リーダーシップの捉え方が異なっているかもしれない。この問題意識は、看護領域の文献にも見られる。ここでは、倫理的な看護リーダーシップに関する4つの研究をメタ・エスノグラフィー(註7)という手法で分析したMakaroffらの研究を紹介しよう(62)。

この研究では、臨床現場の看護師たちは、支援的で、可視化されていて、反応が早いことが倫理的なリーダーシップに大切だと捉えていることが示されている。他方で、看護のリーダーたちは、保健当局や連邦政府なども視野に入れた全体的なニーズに応えることと、支援を受けたり提供したりできることが、倫理的リーダーシップにとって重要だと認識されていた。これらの結果から、筆者らは、次のような結論を導き出している。

(註7) メタエスノグラフィーは、質的研究論文をより高次の段階に導くための研究手法で、これによって、より普遍性の高い新たな知識体系を提示することが可能になるとされている。具体的な手法などについては、鳥田の論文(63)を参照されたい。

・倫理的な看護のリーダーは、実践者に対して、また実践者やリーダーが働くシステムに対して敏感でなければならない。
・倫理的な看護リーダーに必要なことは、日々のなかで倫理を実践すること、倫理を検討するための支援をすること、自分たちもそのような支援を受けることである。

ここで興味深いのは、リーダーたちが実践者を支援するだけでなく、自分たちも支援を受けることが大切だとされていることである。リーダーであっても、自分だけでは対応が難しい場合がある。そのようなとき、さらに上位のリーダー職からの支援が助けになる。生命倫理や臨床倫理に関して迷うときには倫理委員会が機能するが、マネジメント上の倫理問題に関する倫理委員会の存在は耳にしない。[64] そのため、自分自身の内部規範に基づいて考えることに限界がある場合、上位のリーダーや然るべき窓口に相談して支援を受けられる体制や環境は大切である。

非倫理的なリーダーよりも倫理的なリーダーのほうがよいに決まっている。決まっているからこそ、倫理的なリーダーはどうあるべきか、あるいはどうすべきかが哲学的観点から論じられてきた（これを規範的アプローチという）。他方で、わかっていてもできないのはなぜか、迷ったときにはどう行動して成果を上げようとしているのかといった、社会科学的な観点から論じること（これを記述的アプローチという）は、現実世界に生きる者にとっては必要である。

倫理的リーダーシップの影響

アリストテレスの時代にまで遡る哲学の歴史に比べて、社会科学の歴史は浅く、特に経営倫理の教育や研究はそれほど多くない。それでも、2010年に詳細な文献検討が行なわれたことは、この領域の発展において貴重なことだった[65]。それによると、倫理的リーダーシップは、組織の成果に結びつくような実に多くの行動に関係していることがわかる。例えば、職員の職務満足、組織コミットメント、問題が生じたときに率先して上司に報告すること、仕事への努力を惜しまないこと、改善のための声を出すこと、組織文化や倫理風土を認識すること、組織的市民行動、心理的な安全などである。これらはすべて、望ましい組織に求められているものである。そう考えれば、倫理的なリーダーシップが組織にとっていかにいかに重要なのかがあらためて浮き彫りになる。

日本では、研究という視点では、倫理性とリーダーシップを結び付ける試みはまだまだこれからである。しかし、世に名を残すような素晴らしい経営者の言葉や著書には、倫理性に富むような示唆は数多く見られる。また、管理者として普通に生きる人たちのなかにも確実に倫理性は宿っている。あなたの身近にも、特別目立つわけではないが、倫理観が高いと評されるリーダーが存在することと思う。

次章では、日々のリーダーシップのなかに見え隠れする倫理性について、「静かなリーダーシップ」という観点から考えてみたい。

第10章

「静かなリーダーシップ」という型

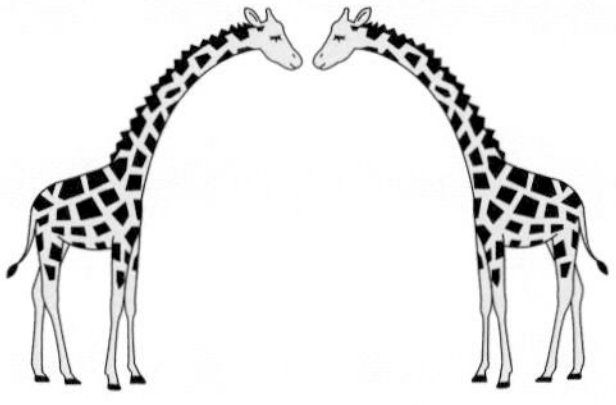

リーダーシップとは、一般的にはリーダーが集団の目的を達成するために集団成員に対して行使する対人的な影響力とされている。ただし、影響力の発揮の仕方に一定の方法があるわけではない。世の中には数えきれないくらいのリーダーがいることを思えば、その数だけリーダーシップは存在する。また、リーダーシップは、フォロワー（部下）がいてこそ成立する概念であることを考えると、部下がリーダーシップを認めていることが大事であることは、前章でも触れた。何がリーダーシップなのかという見方は、フォロワーの数だけ存在する。

さて、ここで忘れてはならないのは、集団の目的を達成するというリーダーに求められる「アウトカム」である。いかにリーダーが人間的な魅力をもち合わせて影響力を行使しようとも、またいかにフォロワーがともに絵を描きたいと思ってリーダーについて行ったとしても、成果を上げられなければ、リーダーシップがとれているとは言い難い。

目の前の課題に対して、倫理的に思考しながらリーダーシップをとることを倫理的リーダーシップとしたときに、倫理的リーダーはどのようにアウトカムを出しているのだろうか。本章では、バダラッコによる『静かなリーダーシップ』[66]の視点を用いて考えてみたい。

「静かなリーダーシップ」という考え方

非倫理的状況がある場合には、トップリーダー自らが、それに対して揺るぎないコミットメントを行なうことが重要だと論じられてきた(58・67)。そこでは、道徳性や倫理性、あるいは高潔性が備わり、倫理課題に対して確固たる態度を発揮するリーダーの姿が読み取れる。確かに、そのようなリーダーが組織を先導し、倫理的な風土の確立に向けて邁進することは素晴らしいいし、どの管理者もできればそうしたいと願っているはずだ。しかし、そうできているのかと問われれば、下を向く人も出てくるのではないだろうか。あらゆる利害関係や価値観の衝突の前面に立ち、たとえ孤立無援の状況であったとしても、確固たる意思を貫く倫理的なリーダーであるためには、相当の勇気やエネルギー、そして覚悟が必要だ。

バダラッコは、そのような倫理的リーダーシップのとり方を「ヒーロー型リーダーシップ」と呼んだ。目立つし、格好いいし、期待されるアウトカムが出ればヒーローとして尊敬されるからだ。

その一方で、自分の限界を知り、時間を稼ぎながらうまく立ち回り、結果的に目指すアウトカムに結びつけるようなリーダーシップがある。倫理課題の解決に直接対決を挑むのではなく、自分の評判やキャリアを大切にしながら時間をかけて取り組むこのようなタイプが、「静かなリーダーシップ」である。

「ヒーロー型リーダーシップ」と「静かなリーダーシップ」の違い

両者の違いを、もう少し詳しく見ていこう。**表4**は、バダラッコの著書『静かなリーダーシップ』に描かれている2つのタイプのリーダーシップを、性格、リーダーシップ行動、アウトカムの3つの視点から分類したものである。

ヒーロー型リーダーシップは、明確で強固な価値観に基づいて善悪の判断を行なう。勇敢で、自分を犠牲にしてでも正しいと思ったことに向かって突き進む。倫理課題を道徳的基準に照らし合わせ、ダメなものはダメだという強い意思で直接的な行動に出る。人々の模範となり感動を与えることもあるが、現実性と妥当性には欠けるところがあり、体当たり的である。

他方、静かなリーダーシップは、実際的である。理想を唱えるのではなく、自制心を働かせながら目の前に起きている現実をありのままに見ようとする。そして、それに対する

表4 静かなリーダーシップとヒーロー型リーダーシップの対比

	ヒーロー型リーダーシップ	静かなリーダーシップ
性格	• 明確で強固な価値観をもち，善悪をわきまえている • 大胆かつ勇敢で，高邁な理想のために自己を犠牲にすることもある	• 自制心が働く • 謙虚 • 現実的 • ねばり強い
リーダーシップ行動	• 賞賛を受けるような模範を示す • 状況から逃げず，直ちに大胆な対策を実行する • 明確なビジョンを示し，理想を貫くための行動を起こす • 全体の利益のために自分の利益を進んで犠牲にする	• 現実を理解する • 時間を稼ぐ • 創意工夫して規則を曲げる • 妥協策を考える • 探りを入れながら，徐々に行動範囲を拡げていく • うまくやろうとする
アウトカム	• 勇気や献身といった教訓を人々に与え，重要な価値観を次の世代に伝える • 変革を起こす • 人々から賞賛され感謝される	自分の価値観に基づいて生きながら，自分のキャリアや評判を危険にさらすことなく，バランスをとって問題に対処できる

ジョセフ・L・バダラッコ著，高木晴夫監修：静かなリーダーシップ．翔泳社，2002より筆者作成

自分の影響力とリスク、ならびに報酬を慎重に吟味する。時間をかけ、周囲の様子を探ったり、妥協策を考えたりしながら、少しずつ問題解決の方法を探り当てていく。規則の壁にぶちあたったときには、何とか規則を曲げられないかと創意工夫を凝らす。その結果、自分の価値観に基づいて生きながら、自らのキャリアや評判を危険にさらすことなく、バランスをとって問題に対処するのである。

実は、静かなリーダーシップは、極めて実践的でどこにでもみられるタイプである。倫理的な問題は日常的に起きており、そこに向き合う管理者は、日々このようなリーダーシップをとっている。倫理課題に対してこうあるべきだという理想的なリーダーシップ像とは異なり、現実の問題になんとか対処しようとする姿が評価された意義は大きい。

看護管理者にみられる「静かなリーダーシップ」

「静かなリーダーシップ」が日常的にみられる実際的なリーダーシップの型とするならば、看護管理者にもその型はみられるのではないか。そう思い、看護部長から聞き取った「倫理的意思決定が最も困難だった事例」を分析した。25人の看護部長から聞いた合計48の事例において、「静かなリーダーシップ」が成功したと思われる例は18あった。そこから19種類の具体的な行動が明らかになった。

さらにそれらは、5つの特徴的な静かなリーダーシップ行動を表わしていた[68]（**表5**）。これら5つのうち、「A　現実を理解する」「B　時間を使う」「C　規則を曲げる」「D　妥協点を探す」の4つは、バダラッコの『静かなリーダーシップ』にもみられるリーダーシップ行動で、「E　ケアする」は看護部長に特徴的な行動である。

「A　現実を理解する」とは、現実世界は、善悪の判断が容易につくような単純なものではないと意識することをいう。現実の世界では、環境の変化によって事態が変わったり、白黒をつけ難かったり、複雑であったりする。だから理想はさておき、自分にも優柔不断

表5 看護部長の事例にみられる静かなリーダーシップ行動

リーダーシップ行動	具体例
A 現実を理解する	1 自分の中の多様な価値観を意識する
	2 相手の性格を知る
	3 あえて波風を立てない
B 時間を使う	1 手を替え品を替えチャレンジする
	2 様子をうかがう
	3 繰り返し一貫して同じ主張をする
	4 論拠を探す
	5 自分の意向を徐々に広める
	6 敵が去るのを待つ
	7 周囲を固める
	8 チャンスを逃さない
	9 短期勝負に出ず，長期で清算する
	10 対策を練る
	11 引きと押しを使い分ける
C 規則を曲げる	1 規則に縛られない
	2 表には出ず，裏で操る
D 妥協点を探す	1 利害関係者への根回しをする
	2 名より実を取る
E ケアする	1 相手を思いやる

勝原裕美子：「静かなリーダーシップ」による倫理的意思決定 ── 病院看護部長の体験事例から．組織科学，37（4），8，2004より一部改変

さ（柔軟さともいう）があることや、利己的な欲求があることも認める。現実と付き合うことで、自分の力を過信することはないし、敵（相手）の状況を多角的に見ることができる。そして、どのタイミングで打って出るのが得策なのかを計ることもできる。

「B　時間を使う」とは、早急に事を起こすのではなく、自分にできることをできる時期に行なうために、時間を有効に使うことをいう。例えば、時間を稼いで様子をうかがったり、自分の意向を徐々に広めたりする。あるいは、相手を納得させるための論拠を探したり対策を練ったりする。また、無理をせず、敵が去っていくのを静かに待つこともある。

この「B　時間を使う」の項目は11あり、他と比べて目立って多い。推察であるが、看護の仕事そのものが、まず患者のことを考えるという一呼吸おく特徴をもつこと（もちろん超急性期の現場は別だが）や、患者の自立をサポートし、生活環境を整理するという先の時間を考慮して今に対応するという特徴があることも影響しているかもしれない。

「C　規則を曲げる」は、規則を拡大解釈したり、規則の抜け道を見出したりすることをいう。あまり表には立たず、目立たないように影で核心に迫るような影響力を発揮することがある。

「D　妥協点を探す」とは、時間を使ったり規則を曲げたりすることではうまく機能しないときに、折り合いをつける方法である。必ずしも期待する１００％のアウトカムは得られないかもしれないが、多少の我慢をすることで100%失うこともない。複数の選択肢のなかから、より自分の意図に近いほうを選択することで手を打ったり、利害関係者に事前に根回しをしたりして打開策を見出していく。

「E　ケアする」は、『静かなリーダーシップ』にはみられなかったリーダーシップ行動である。相手を気遣い、その人のさらなる成長のために必要な資源を段取りし、最後まで思いやる態度を示すような行動をいう。意図的に行なわれるのではなく、あくまでも自然な行為として発現するため、徐々に相手が心を開いたり、少しずつ理解してもらえたりすることをいう。ケアすることは、看護の仕事そのものであるため、看護管理者には無理せず行なえるリーダーシップ行動なのかもしれない。

その後、各地で行なった倫理研修でも「静かなリーダーシップ」は数多くみられた。また、研修生たちの様子から、非常に共感性が高いリーダーシップであることがわかった。

以下に、その例を紹介しよう。静かなリーダーシップ行動が具体的に発揮されている箇所には、表5に付したコード番号を挿入しているので、参照しながら読んでいただければと思う。

事例1　スタッフの給与に関する交渉

藤田さんが看護部長を務める病院では、患者のニーズに見合うだけの看護師数に至っておらず、看護師が疲弊していた。退職予定者たちに面接をすると、子育て中の看護師と比べて、夜勤回数が多いことに不公平感を募らせていた。ただし、働きに見合った給料になるなら、少しは我慢できるという言葉も複数人から聞かれた。

藤田看護部長は、近隣の病院の給与を調べ、せめて同じくらいの水準に上げるように院長や事務長に話をしたが、「今でも何とかやりくりできているのだから、それでがんばってほしい」と言われ、話が進まなかった。

藤田看護部長の行動

藤田看護部長は、看護師たちの間で夜勤回数に差が生じて不公平感が募っていることや、過重労働をさせていることに倫理的な問題があると感じていた。給与を上げることは、経営上、非常に大きな負担となることはわかっていたが、このまま看護師が減るリスクのほうが大きいと感じていた。正攻法で給与のことを持ち出してもうまくいかないことを学習したので、藤田看護部長は、ダイレクトに給料を上げてほしいというのは当面控えることにした（A－3、B－2）、そして、院長が数字に敏感に反応することを知っていたので（A－2）、月に一度の経営会議にて、毎回近隣病院と自院の比較を示すようにした（B－7）。過去5年間の自院と近隣病院の看護師数の変化をグラフ化してその差異を明らかにしたり（B－4）、看護師が増えることによる診療報酬上の効果をシミュレーションしたりして（B－10）、視覚的に訴えるようにした（B－5）。

やがて、院長や事務長からも現場の状況について質問の声が上がるようになったため、あらためて給与について検討するべきだという主張に切り替えた（B－8）。また、組合からも賃金アップの要求が上がるように、組合の幹部に、あとひと押しで給与が上がることをそれとなく臭わせた（C－2）。

事例2　暴力行為のある終末期患者への対応

渡辺看護師長の病棟では、がんの終末期である女性患者が、医療者に対してことごとく不満を訴えていた。罵倒するような言葉を使い、ときには物を投げるなどの攻撃的な様子も見てとれた。患者は独身で、面会に来る人はいなかった。看護師たちは傷つき、患者への嫌悪感や恐怖感をもつと同時に、十分なケアができないことへの後ろめたさも背負っていた。終末期における不安や恐怖が患者をそのようにさせているのだと我慢するしかなかった。主治医もさじを投げており、「亡くなるまでの間だから」と声に出すほどであった。

渡辺看護師長の行動

患者の病状がよければ、強制退院になってもおかしくないような状況であった。しかし、患者が終末期でそれもできないなか、渡辺看護師長も何とかならないものかと思い悩んでいた（E－1）。最初は、できることなら自分もその患者を敬遠したいという感情があったが（A－1）、人間は24時間怒り続けられるものではないと考え直すことにした。そして、患者のベッドサイドに、スタッフと一緒にあえて何度も行くようにした（B－2）。何をしても罵声を浴びせられ、時にはコップを投げつけられたりもしたが、輸液のチェックをしたり布団を整えたりと、何か1つできるケアをして退室するようにした（B－5）。自分が行けないときにも、スタッフにそのようにするように伝えた（B－3）。

あるとき、患者がよく眠っている際に入室した渡辺看護師長は、スタッフに、患者の手をとり柔らかくさするように促した。目を覚ました患者は、一瞬不愉快そうな顔をしたが、暴言を吐くことはなく、なされるがままであった。今がチャンスだと思った渡辺看護師長は、「どこかつらいところはないか、今いちばん気になっていることは何か」と話しかけ、思いを聞くことができた（B－8）。

事例を読んだ人のなかには、これは自分のことではないかと思った人もいるのではないだろうか。それくらい、これら2つの事例は日常にみられるリーダーシップだ。「静かなリーダーシップ」の原題は“Leading Quietly”。このまま訳すと、〝静かに導く〟となる。目立たず慌てず、静かに。でも確実に目的に向かって導いてくれるリーダーである。

「静かなリーダーシップ」に必要な能力

繰り返しになるが、静かなリーダーシップは、これまでの〝あるべき〟リーダー像とは異なる。時間をかけてでも、確実に目的に向かって進んでいく地道なリーダーである。このようなリーダーは、突然現れたのではなく、いつの時代にも、どこにでもいた。ただ、このようなタイプを、私たちはリーダーシップだと認識していなかっただけである。

誰が見ても優秀で目立つリーダーだけがリーダーシップをとっているのではないことを、この静かなリーダーシップは教えてくれる。自分はよいリーダーではないと評価する人も、このようなタイプがあることで、再評価することができるのである。

ただし、どこにでも見出せるリーダーシップだからといって、このように行動することは容易ではない。静かなリーダーシップをとる人は、現象を生じさせている状況を理解し、自分の限界を知りながらも、時間や協力者をうまく使い、じわりじわりと目的に近づいていく。そのためには、管理者に必要とされる交渉力、想像力、企画力などの力や、粘り強さ、チャレンジ精神、柔軟さなどの性質も求められる。精神的にタフで、知的にも優れていよう。その意味で、どこにでもみられるからといって、誰にでもできるリーダーシップではないのだ。経験学習が必要なタイプともいえよう。

本章では、「ヒーロー型リーダーシップ」と「静かなリーダーシップ」を対比させ、あえて後者を強調して紹介してきた。しかし、実は両者は対極の概念ではなく、それぞれ別の型（タイプ）と考えたほうがよい。つまり、両者は対立するものではなく、両立するものと捉えるほうがより自然だ。これは、かつて『組織科学』という雑誌に論考を出したとき、『静かなリーダーシップ』の監修をされていた慶應義塾大学大学院の高木晴夫教授（当時）よりご教示いただいたことだ。

たしかに、**表4**のような違いは両者にあるが、1つの事例のなかに両方の型が混在することもあるし、事例ごとにそれらを使い分けるリーダーもいる。また、それぞれによいところがあり、優劣を競うものでもない。あくまでも、これまでは1つの型しか意識されてこなかった倫理的問題への対応の仕方に、もう1つの型があるとして捉えるというものである。もう1つの型は、これまでもひっそりと根付いていたのだが、その存在を明確にしたと考えれば落ち着く。

さて、あなたには、どのようなタイプのリーダーシップを発揮しているだろうか。

次のような問いが、その思考の参考になるのではないだろうか。

あなたの周りに、ヒーロー型のリーダーシップをとっている人はいるか。
具体的には、どのようなリーダーシップなのか。

あなたは、ヒーロー型リーダーシップをとったことがあるか。
それはうまくいったか。失敗だったか。それはなぜか。

あなたの周りに静かなリーダーシップをとっている人はいるか。
具体的にはどのようなリーダーシップなのか。

あなたは、倫理的な問題に対して、
静かなリーダーシップをとったことがあるか。
それはうまくいったか。失敗だったか。それはなぜか。

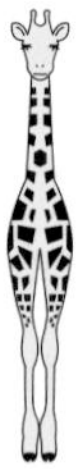

第11章

倫理的問題をめぐって形成されるキャリア

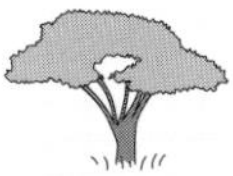

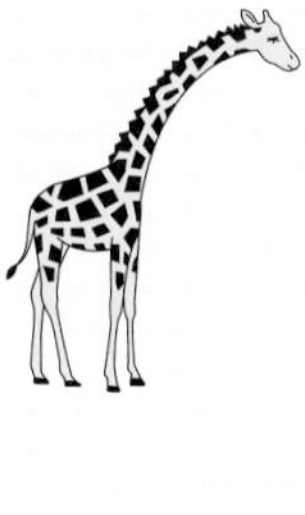

倫理的な問題に向き合うのは、容易なことではない。これまでも述べてきたように、倫理的な問題を突きつけられることによって、普段はなりを潜めている自分のなかの価値観があぶり出されるからだ。「どこまで見て見ぬふりをすればいいのか」「なぜ自分のなかでこんな矛盾が生じるのだろうか」「なぜ同じ組織にいながら人によってこうも価値観が異なるのだろうか」ということを考えなければならないからだ。

しかし、次のように捉え直してみたらどうだろうか。

- もしも倫理的な問題に気づかなければ、もっと大事にしなければならない自分や他者の価値観を踏みつけて生きることになるかもしれない。
- 自分が大事にしたいと思う価値観と、他者のそれとが異なっていたときに、同じ社会に生きる者同士としてそのことを一緒に考えることができたら、もっとよい社会になるのではないか。
- だから、倫理的問題は、生きていく上で自分を導き、人として豊かにしてくれるものなのだ。

このように考えると、倫理的問題に向き合うことが、いかに生き方やキャリアに関わってくるのかが見えてくる。

「キャリア」と「倫理」の接合の試み

自らの価値観を問い直さなければならないような倫理的な選択があったときに、人がそれをどう乗り越えるか（あるいは、乗り越えられないか）ということは、生き方そのものに関する問いであり、キャリアの問題を考える上で重要な視点になる。

次のバダラッコの記述[69]を参考にすることで、倫理的ジレンマに陥ったときの選択が、いかにキャリアに影響を与えるかについてさらに理解が深まる。

よかれと思われる2つの選択肢があって、そのうちのどちらか一方に決めざるを得ないというときの葛藤は、まさに生きざまを問われていることだ。ただ単に、選択する理由を見つけてきてうまくやりくりしておけばよいという話ではない。それは最終決定なのだ。一度こうと決めて実行したなら、二度とその時点に戻ることはできない。すでに個人のそして専門職としての自叙伝の1節や1ページを書いてしまったことになるのだから。（筆者訳。固有名詞などは一部省略している）

バダラッコの所属するハーバード・ビジネス・スクールでは、米国でもいち早く経営倫理に取り組み、キャリア初期から中期に至る人たちへのMBAでの教育はもちろんのこと、エグゼクティブ（取締役などの役員や経営幹部など）向けの科目も開講されている。経営判断を下すときの管理者としての生き方を問うクラスであろうと想像している。

日本国内での学問的枠組みは、1993年の日本経営倫理学会の設立にさかのぼる。この四半世紀における学会活動は活発で、環境問題、CSR（Corporate Social Responsibility：企業の社会的責任）、雇用・人権など、その時々の世相に関連する議題が取り上げられてきた。しかし、キャリアに結びつけるような論文は、今のところ残念ながら見当たらない。

むしろ、「キャリア」と「倫理的問題」で検索すると散見されるのは、看護関連の文献だ。看護の世界においては、患者の生き方や亡くなり方に数多く接する。その人の生活に深く関与するようなケアを提供する専門職としての成長には、倫理の視点が欠かせないという考え方が定着しているからであろう。それでも、キャリア論と倫理的問題とを接合させる学究的アプローチは、ほとんどなされていない。そこで、以前、一橋ビジネスレビュー誌に掲載された私の論文「モラル・ディレンマと看護職の組織内キャリア」[70]の一部を再掲し、看護部長の生き方を中心に、再度論考しようと思う。

看護部長の倫理的問題のくぐり方

管理者としてのキャリアパスを選んだ看護部長は、組織図上では病院長より下位に位置づくものの、トップマネジメント・チームの一員にあたる。機能的にはトップとしての権限をもっているはずの人たちである。年齢的には、多くが50～60代で、キャリア後期の組織内専門職だといえる。

倫理的問題に向き合い、その課題をくぐることを通して、看護部長たちは看護師としてのキャリアと自分の生き方をどのように統合しようとしているのだろうか。これまでに得た看護部長の語りのなかから、キャリアに関係する箇所を抜き出し、典型的なくぐり方を「⑴闘い」「⑵見ぬふり」「⑶清算」「⑷贖罪」「⑸封印と開封」といういくつかのキーワードで紹介しよう。

いずれも、2000年前後の語りであるため、現在の考え方や制度などに照らし合わせると相容れない内容もあるが、当時、現実にこのような生き方を選んだ人たちがいたということでお読みいただきたい。そして、内容は違っていたとしても、現在の自分の倫理課題への向き合い方や生き方に、どこか共通するものはないかという観点で目を通してみてほしい。

(1)闘い

看護部長には、看護部門を代表して行動することが求められる。病院組織内の利害関係やグループ間衝突が倫理的な問題を抱えるとき、ある看護部長は、退職も覚悟して看護職を守ろうとする言動に出た。それは、自分のキャリアのすべてを賭けた闘いであり、看護専門職として一歩も譲れぬという強い姿勢を示すものであった。

〈語り〉

医師が絶えず助産師を罵倒するため、助産師が病院に定着しない時期がありました。その医師は病院の稼ぎ頭でしたから、誰も楯突けなかったのです。でも、私は「自分の首がとぶか、その医師の首がとぶかの、どっちをとるか」という覚悟で、院長とその医師に申し入れをしました。働く者を人間として尊重してほしいという思いがありましたから、その尊厳を脅かすような姿勢が許せなかったのです。

⑵見ぬふり

看護部長のなかには、闘いを避け、なるべく倫理的問題を感じないようにして、キャリアを長く継続させようとする言動もみられた。

次に示す語りは、医療ミスが起きたときのものである。当時は、医療安全に関する意識が全国的に低く、組織的な取り組みが少なかった頃である。患者の知る権利を尊重して、ミスの事実を患者や家族に知らせるべきだとわかっていても、1つひとつの倫理課題に正面から向き合っていると、とても毎日の職務など遂行できないという声にならない悲痛な叫びをかかえている状況であった。

〈語り〉

医療ミスは実にたくさん起きています。それがわかっていても、喉元を過ぎて忘れていくから働いていられると思うのです。そうでなきゃ、怖くて私たち働いていられないんですよね。だから、患者が無事に退院されたら、もう忘れてもいいのかもしれないんですね。そうでもしないと、とっても怖くてやっていられない。

(3) 清算

現在は、定年を迎えても再雇用制度などの新たな制度が生まれている。しかし、研究データを得た2000年頃は、看護部長という職位は組織内キャリアパスとしては最終段階で、そのときがくれば定年を迎えるのみであった。次の語りは、その定年退職時の組織内キャリアの終結と同時に倫理的問題を片付け、次の看護部長が同じ問題を抱えなくても済むように清算しようとする例である。

〈語り〉

ある看護師長が交通事故に遭い、歩行障害と失語症が残ってしまいました。相手の言うことは理解できても自己表現が難しくなったのです。その人なりにがんばっているので、他の看護師長たちは支えようとしていますが、事務系の人たちが、「仕事ができない人を、どうして同じ処遇で置いておくのか」と言ってきます。実は、私自身も、仕事のできない他の看護師に対しては「看護師に向いていない」というような言い方をして、なるべく辞めてもらう方向にしています。

私も本音から言うと、「あなたが組織のなかで働くのは限界だよ」って言わなければいけないという思いがあるんですよ。だけど、私自身がその看護師長から教わることがこれまでたくさんあったので、限界だとわかっていても、それを曲げてでもその人の雇用を守っていきたいという思いもあるのです。個人の感情ですね。このことは、ずっと退職まで考えていくのでしょうね。私はおそらく、自分が定年で退職していくときに、「あなたを守るのは限界だ」ということを最後に言って、一緒に辞めていくんだと思います。

(4) 贖罪

倫理的問題にそのつど対処し、職務を全うして退職していく管理者がいる一方で、在職中には積極的に対処せずに（できずに）退職を迎える場合もある。次の記述は、後者を選択してきた看護部長の発言である。これまで、自分や組織を守るために倫理観を隅っこに追いやってきたが、決してそれでよいと思っていたわけではない。その代償を、定年後の人生に求めるというものである。

〈語り〉

辞めた後の人生は贖罪だと思っているんです。例えば、患者さんに対して私自身もミスをしていますし、病院で起きたミスの事実を患者さんにお話ししていないケースも知っています。人を辞めさせるように仕向けたりもしました。残りの人生は自分の好きな精神科看護をするか、どこかでボランティアをするとか。いろいろ方法はあるんですが、そういう人生かなって思ったりしていますね。

(5) 封印と開封

退職した看護部長のなかには、強い倫理的問題に陥ったときの組織としての意思決定が、本当にあれでよかったのかと悩み続けている人もいた。在職当時を振り返る機会をもちながらも、その葛藤をずっと封印し続けていたのである。

次の記述は、医療ミスで患者が亡くなったにもかかわらず、別の理由をつけて家族に事実と違う説明をしてしまったことを思い巡らしたものである。研究データを得るためのテープ録音を終了した後に、非公式の言葉として話された一部をほぼ正確に再現したものである。

〈語り〉

研究協力という機会がなければ、このような組織の倫理に関する話は永遠に私の口から語られることはなかったでしょう。病院長と私と当事者しか知らないことで、私自身の家族にも言えないことでした。これでいいのだろうかと思いながらも、すでに私は退職しています。ですから、このままお墓に入るまで誰にも言わずにいると思っていました。話を聞いてもらって整理ができました。感謝しています。

研究協力者からこのようにお礼を言われるというのは、私自身、非常に驚きであった。駆け出しの研究者であった私にこのような経験を話してくださったことは、私がお礼を述べることであり、感謝されることなど思ってもみなかったからだ。

思えばこの元看護部長にとって、研究に協力するという機会がなければ封印し続けたはずの事例が、おそらくたった一度だけだろうけれども開封の機会を得たのであろう。華々しい引退をされたと人伝えに聞いているその元看護部長からの感謝の言葉は、一瞬の開封を通してようやく看護専門職としてのキャリアの統合ができたことへのお礼とも読み取れる。それほどに、倫理的問題が人のキャリアに与える影響は大きい。

看護部長は、病院組織内において比較的権限をもっているし、看護師として数十年のキャリアも積んできている。だからこそ、最初の例のように看護専門職の誇りが脅かされるような倫理的問題に対しては、一歩も譲らぬ姿勢で自分のキャリアを賭けて闘う場合がある。

しかし、その他の事例を読み解く限り、倫理的問題にうまく対処できているかといえば、必ずしもそうではない。看護部長という職位は、組織内のキャリアとしては最終段階であるが、生涯発達という視点に立てば、その先に退職後の人生がある。だから、在職中に生じた倫理的問題にどうけじめをつけるかは、その後の生き方を大きく左右するのだということを、これらの事例はかなりはっきりと示してくれている。倫理的問題に陥ったときにどう選択するかは、自分史の1ページを刻むことなのだという、本章の冒頭に引用したバダラッコの言葉の重みが今一度思い出されよう。

よりよく生きるために

倫理的問題があるなかで何かを選択・決定するということは、自らの倫理観を問うことである。また、自分の内なる姿を見ることであり、アイデンティティを探ることでもある。それは取りも直さず、どう生きるかを内省しキャリアを形成することにつながることだ。だから私たちはこの問題にもっと注意を払うべきだと思う。

個人の選択・決定には、組織風土、人事・処遇などの制度、組織体制や仕組み、そして組織内専門職間のコンフリクトなどが影響することもある。ともすれば倫理やモラルの問題は、個人がしっかりした倫理観や道徳観をもっていれば解決する話だと思われがちだ。しかし、組織に所属していると、個人では解決できないような倫理的問題が身近にたくさんある。特に、専門職には専門職独自の倫理観が内在しているために、専門職としてのありようを考えるときに、象徴的かつ鮮明に現れる。

倫理的問題をどうくぐるかの積み重ねがキャリア形成につながるということを鑑みると、個人の決定・選択をサポートするような組織的支援、そして業界としての支援が必要であり、それは管理者に対しても同様と考える。その意味で、職能団体としての日本看護協会が看護管理の実践力を上げるために創設した認定看護管理者教育課程において、特にトップマネジメントのエキスパートを育てるサードレベル研修を機能させていることは、他の職能団体の見本となろう。このサードレベル研修では、トップマネジャーの倫理的意思決定は必須科目である。サードレベルの修了生たちは各地でネットワークを形成しており、緩やかなつながりのなかで修了後も研鑽の場をもっていることは特筆に値する。

しかしながら、すべての看護部長や次期看護部長がサードレベル研修に行けるわけではない。そのため、より広い範囲をカバーする仕組みも考えなければならない。例えば、組織内で倫理的問題を経験したが、それを退職後の人生に統合したという人たちのキャリアのストーリーが、社会的に意味のある形で後進に伝えられ、事例として倫理教育に活かされればよいと考える。また、専門職のキャリア発達を支援する研修プログラムのなかに、専門職倫理を問うたり、倫理的問題を意識したりするような時間を設けることも提案したい。他の専門職と合同で倫理課題の事例を検討する試みも必要だろう（**図18**）。

倫理的問題は誰にでも起こりうる。それらの問題に対する1つひとつの決定体験が、その人の人生を刻んでいるのだと考えると、個人が自分の倫理観を内省して磨くことと、組織や職能団体がそれを支援することは、同じくらい深い意味をもつ。

図18 倫理的問題をくぐることによるキャリア形成

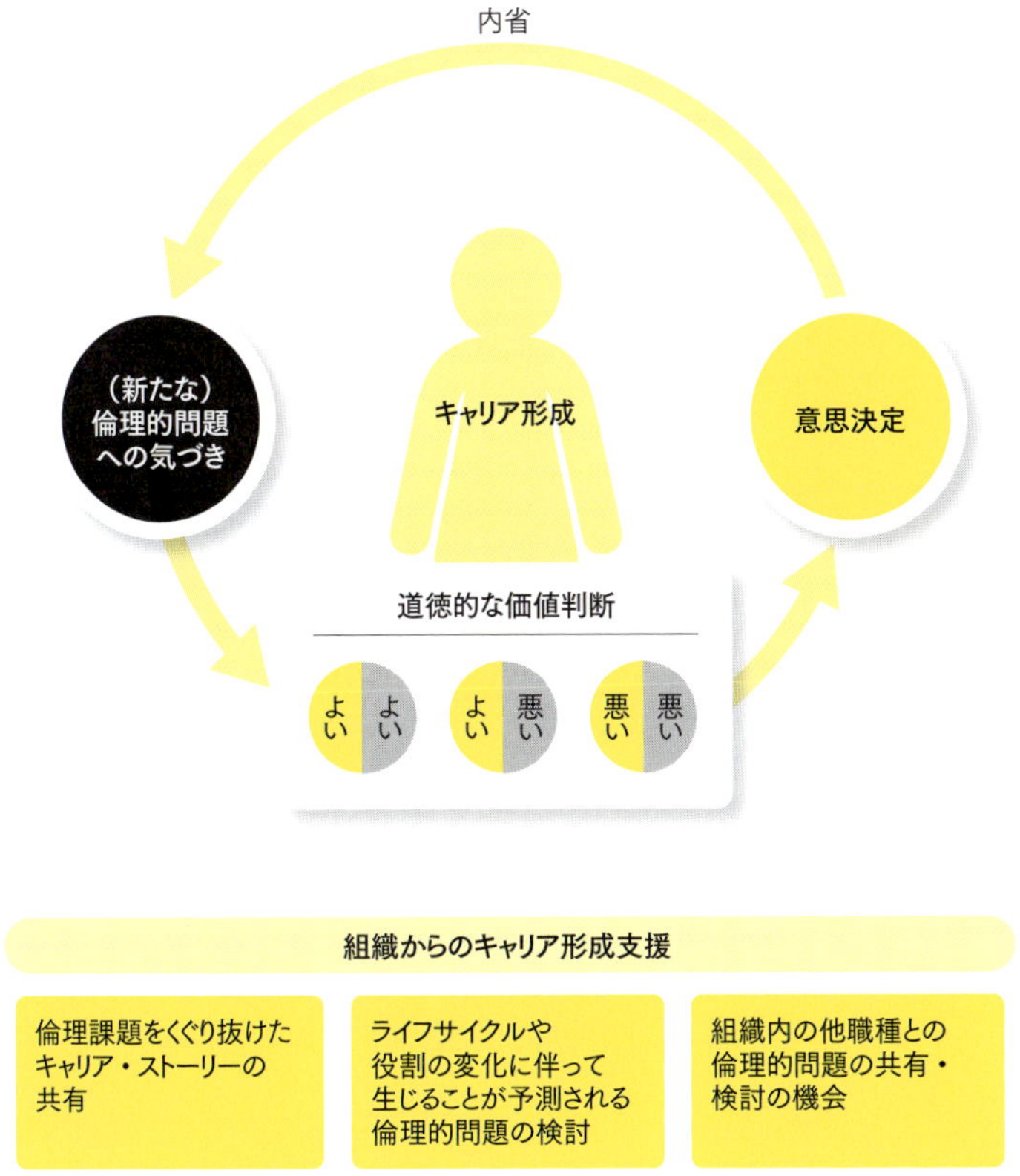

第12章

管理者の倫理的意思決定プロセスモデル

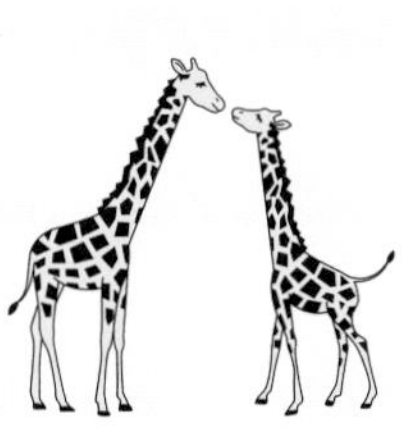

本書は、「難しいと考えられがちな倫理課題を整理し、管理者がそれらに向き合うときの自分の傾向を知り、よりよく向き合えるようサポートすること」を目指した。果たして、ここまでの章で読者の皆さんをサポートするに至ったであろうか。

締めくくりに示すのは、これまでの本書の内容を統合した「管理者の倫理的意思決定プロセスモデル」(後述)である。モデルは、看護管理者を対象に構築したものであるが、医師や薬剤師などの医療関係者、経営学者、それに一般企業に勤める友人や管理者でない人たちからも使えるという評価をいただいている。かなり普遍的なモデルとして紹介できそうなのがうれしい。

倫理的意思決定を示すモデル

実は、これまで発表されてきた倫理的意思決定モデルの多くは、問題解決アプローチを示す規範的モデルである。問題解決アプローチを説明する前に、規範的モデルというのがどのようなものかについては、経営倫理学の力を借り、Trevino と Weaver[71] による説明を引用しよう。

この論文では、経営倫理学を哲学者の視点から扱う規範的アプローチと、経営学者の視点から扱う実証的アプローチに分けて説明がなされている。まず、規範的モデルは、道徳的主体である人間を自律的で責任ある行動をとれる存在だと認めている。人間が、倫理課題に向けて、「(規範的に) どうすべきか」に取り組むためのモデルである。他方、実証的モデルは、人間を環境などの外的要因と相互に関係しながら存在していると仮定する。そのため、経験世界における現象が「何なのか」を記述したり説明したり予測することに関心を示すモデルである。

さて、倫理的意思決定を行なう上での問題解決アプローチとしては、Silva を例にとりたい。彼女の研究では、「看護管理者の倫理的ジレンマを体系的に評価し、正確な事実と適切な知識と理にかなった推論とを用いて道徳的根拠を持った意思決定を行なうこと」[72]を目的に**表6**のような枠組みが示されている。この枠組みでは、倫理的問題が生じたときに、それをどう考えていけばよいのかを示す指標が5つの段階で示されている。まず、意思決定に必要なデータを集めてアセスメントする。そこで問題を明確にして、取るべき行動の選択肢を並べて行動を決定する。その後、行動に対する内省を行なうというものだ。まさに問題解決のプロセスどおりに示されている。

この枠組みでは、管理者が倫理的問題を分析し、潜在的な解決法に気づき、評価することができるようになることが想定されている。この段階に沿えば、自律的で責任ある行動がとれる（はずだ）

表6 看護管理者の倫理的意思決定の枠組み

1	データ収集とアセスメントを行なう
2	問題を明確にする
3	行動可能な選択肢を考える
4	行動を決定する
5	意思決定し、行動したことについて内省する

Silva M(ed.): Ethical Decision-Making in Nursing Administration: Norwalk, Connecticut, Appleton & Lange, 1990より筆者翻訳，作成

ということが前提であるため、規範的モデルの一形態といえるだろう。

ここで、Trevino[73]が指摘した規範的モデルの限界に目を留めておこう。彼女が指摘したポイントは2点ある。1点目は、規範モデルは、実際の状況には適用できないような理想を提示するだけで、倫理的意思決定を説明したり予測したりすることができないこと。2点目は、管理者は日々の倫理的意思決定にいちいち正義や権利をふりかざしているわけではないので、特に哲学者が示す規範モデルには表面妥当性が欠けるということである。

同様の指摘は、国内にもみられる。たとえば、水谷によれば、倫理学は記述倫理、規範倫理、道徳哲学の3領域に分類することが可能であるが、そのなかでも、これまでの経営倫理学は規範倫理を扱ってきた。すなわち、「物事がいかにあるべきかを問い、そこから出てくる当為を指令し、現実をあるべき姿へ導くルールや原則（規範）を考えることを中心とした[74]」考え方が主流であった。しかし、経営倫理学は経営の実践なくしては成り立たないのであるから、今後は分析的、記述的なアプローチも必要だと指摘しているのである。

実践を説明する「管理者の倫理的意思決定プロセスモデル」

　これから示す「管理者の倫理的意思決定プロセスモデル」は、管理者が倫理課題に直面したときの現実の混沌とした現象をありのままに描くものである。あるべき論や法則、あるいはある種の枠組みに当てはめるのではなく、あくまでも実践現場で現実に行なわれている意思決定のプロセスに焦点をおいている。そのプロセスにおいて何が思考され、どのような影響を受けながら意思決定が行なわれていくのかを表わすものである。現場にいる管理者の経験した世界をデータにして帰納的に積み上げ、それをまた組み立て直して説明するように構築した記述モデルである。そのため、管理者が自らの倫理的意思決定のプロセスを振り返ったり、整理したりするのに使ってもらうことに意味をなす実践的なモデルである。

「管理者の倫理的意思決定プロセスモデル」(**図19**)の原型は、看護部長を対象にした研究から生み出された。その後、看護部長のみならず、看護師長に代表される中間管理職の研修においても、自らの倫理課題を解き明かすツールとして使ってもらってきた。特に違和感なく使えるようなので、今は看護管理者全般に適用範囲を広げている。

このモデルでは、「倫理的感受性」を起点として、倫理的意思決定の流れが左から右へとフローしていく。途中で「道徳的要求」について吟味がなされ、「価値判断」を経て「意思決定」がなされていく。その結果が「内省」されて、あらたな「経験」へと落とし込まれることになる。その経験が次の倫理的感受性へとつながるという循環が大枠の流れである。ただし、それほどスムーズに左から右へと進むわけではない。

このモデルの図をいくつかのパートに分けながら説明していこう。

まず、倫理的意思決定の起点となる「倫理的感受性」とは何か、そしてそれはどのように育まれるのか考えてみよう。

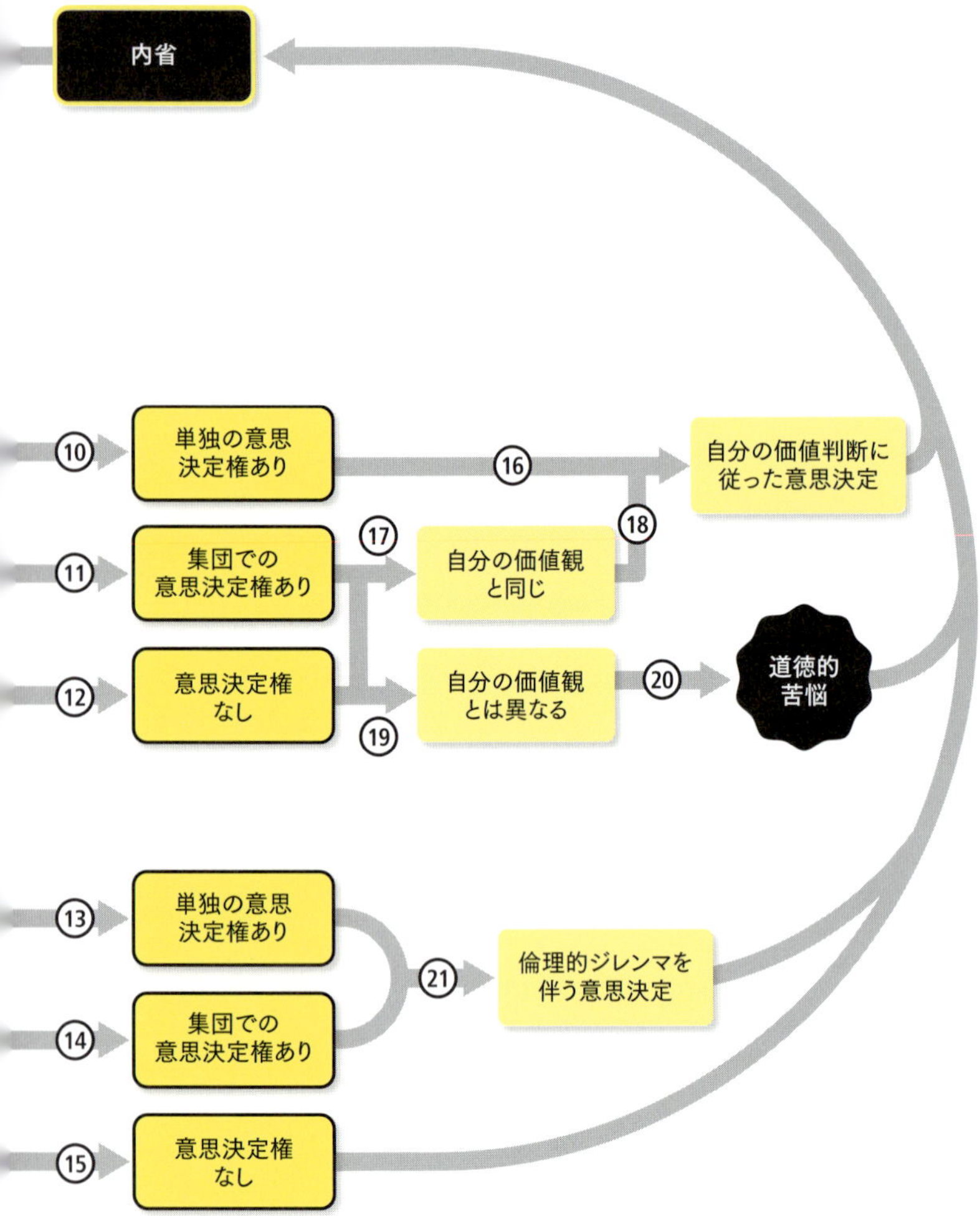
内省
⑩
単独の意思決定権あり
⑪
集団での意思決定権あり
⑫
意思決定権なし
⑯
⑰
⑱
⑲
自分の価値判断に従った意思決定
自分の価値観と同じ
自分の価値観とは異なる
⑳
道徳的苦悩
⑬
単独の意思決定権あり
⑭
集団での意思決定権あり
⑮
意思決定権なし
㉑
倫理的ジレンマを伴う意思決定

図19 管理者の倫理的意思決定プロセスモデル

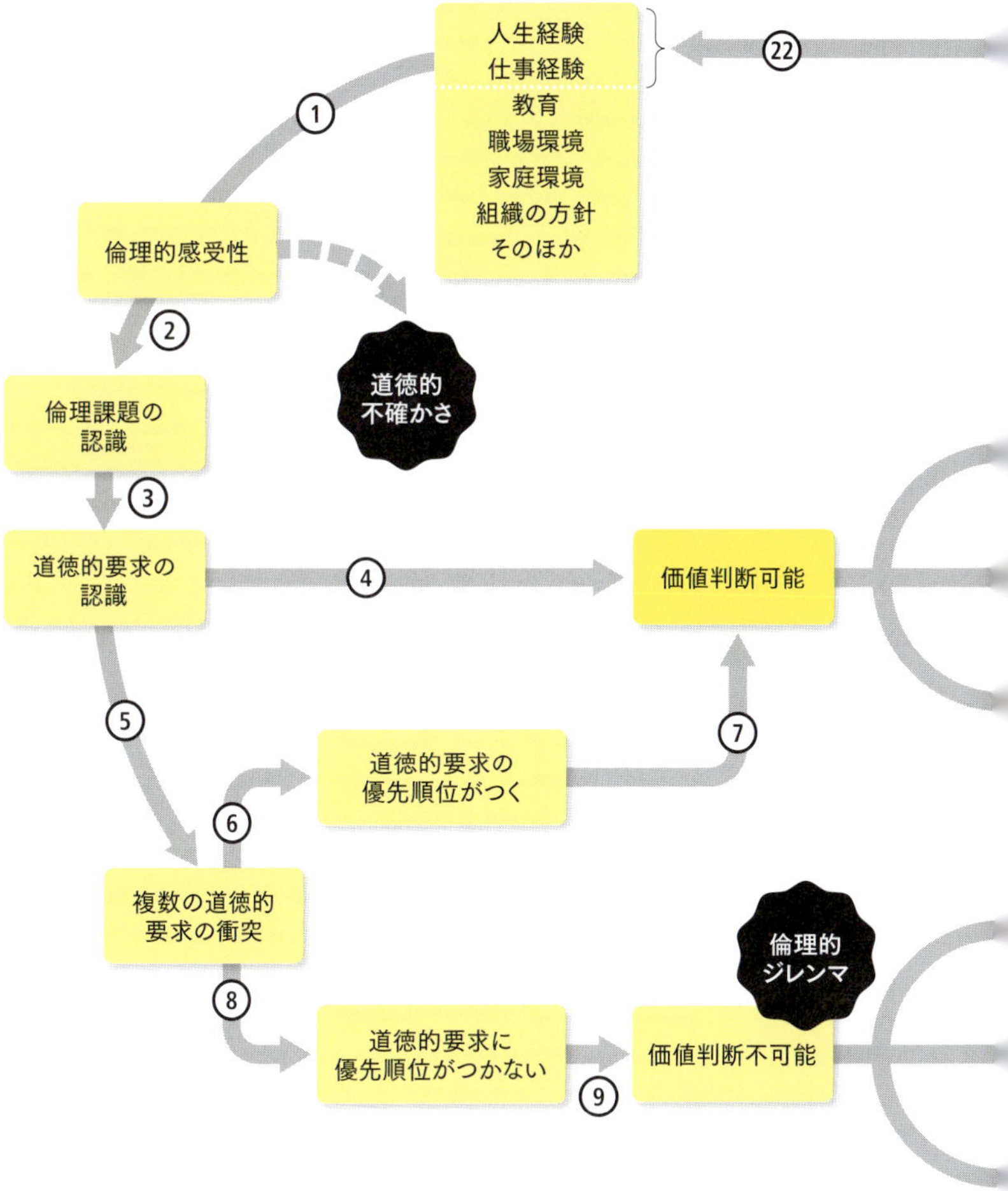

「経験」や「環境」による「倫理的感受性」の育み

倫理的感受性、すなわち倫理に関する感性は、2つのことを生み出す。1つは倫理性の高いものに関する気づき、もう1つは倫理性の低いものに関する気づきである。

倫理的感受性が高ければ、自らも倫理性の高い行動に出ようとするだろう。例えば、何のてらいもなく座席を高齢の方に譲ったり、落ちているゴミを拾ったりするだろう。職場では、常に公明正大であるように努めるだろうし、患者や職員の権利擁護には敏感に対応することだろう。仮にそのような行動がとれなかったときには、自分を責めたり反省したりするかもしれない。他方、倫理性の低いことに関しては、なぜそのような事態が生じるのかと心を痛め、そこに生じる違和感や矛盾などに対峙することになる。

このような倫理的感受性は、これまでの人生や仕事の「経験」のほか、家庭環境や職場環境などの「外部環境」や、教育、文化、宗教など〝私〟を形成してきたさまざまなものから影響を受けて育まれていく。このプロセスは、「管理者の倫理的意思決定プロセスモデル」(図19)の①に当たる。特に、自らの価値観を突き詰められるような倫理的問題に向き合った後は、そのときの経験が次の倫理的感受性に強く影響する。結果の良し悪しにかかわらず、体験したことを内省し、きちんと経験に落とし込めていれば、倫理的な感性は磨かれていく。

しかし、本人にとってきわめて厳しい倫理的問題である場合には、それを感じないように倫理的感受性を鈍麻させて、対処できる範囲で向き合うということもある。倫理的感受性が敏感だと、さまざまな問題に気づいてしまうので、感受性を下げなければ仕事をしていられないという実例も前章で紹介した。おそらく、これを繰り返すことで、倫理的感受性はベールで覆われることになるであろう。それでも、このモデルを使って自分の意思決定プロセスを振り返り、なぜ自分が感受性を下げるに至ったのかに思考の軸を変えることで、その感受性を再び上げることはできるはずだ。

倫理課題の「認識」を経て、「価値判断」へ

倫理的感受性という倫理のレセプターは、倫理的に何かおかしいと感じることをキャッチする。すると、自分がもつ倫理観の内的基準や、倫理綱領や組織の方針などの外的基準との照合が行なわれ、やっぱりおかしいという「倫理課題の認識」がなされる（②）。

何がどうおかしいのかを、より分析的に行なうときには、どのような「道徳的要求」が求められているのかを考えるとよい。1人の人間である私、看護師である私、組織の人間である私、そして管理者である私が、それぞれのアイデンティティにおいて大切にせよと求められていることが道徳的要求である。

例えば、運動会シーズンの週末に職員からの休みの希望が重なり、看護ケアの内容が薄くなってしまったとしよう。それは倫理的に問題だと認識し（①→②）（**図20**）、何としてでも「看護ケアの質を保証」して「患者の生命を守る」という道徳的要求を大切にしなければならないと考えたとする（③）。その場合、図の矢印は「価値判断可能」に向かう（④）。

もしも、「看護師」である私が「看護ケアの質を保証」するという道徳的要求を果たし

図20 管理者の倫理的意思決定プロセスモデル：倫理課題の認識から価値判断まで

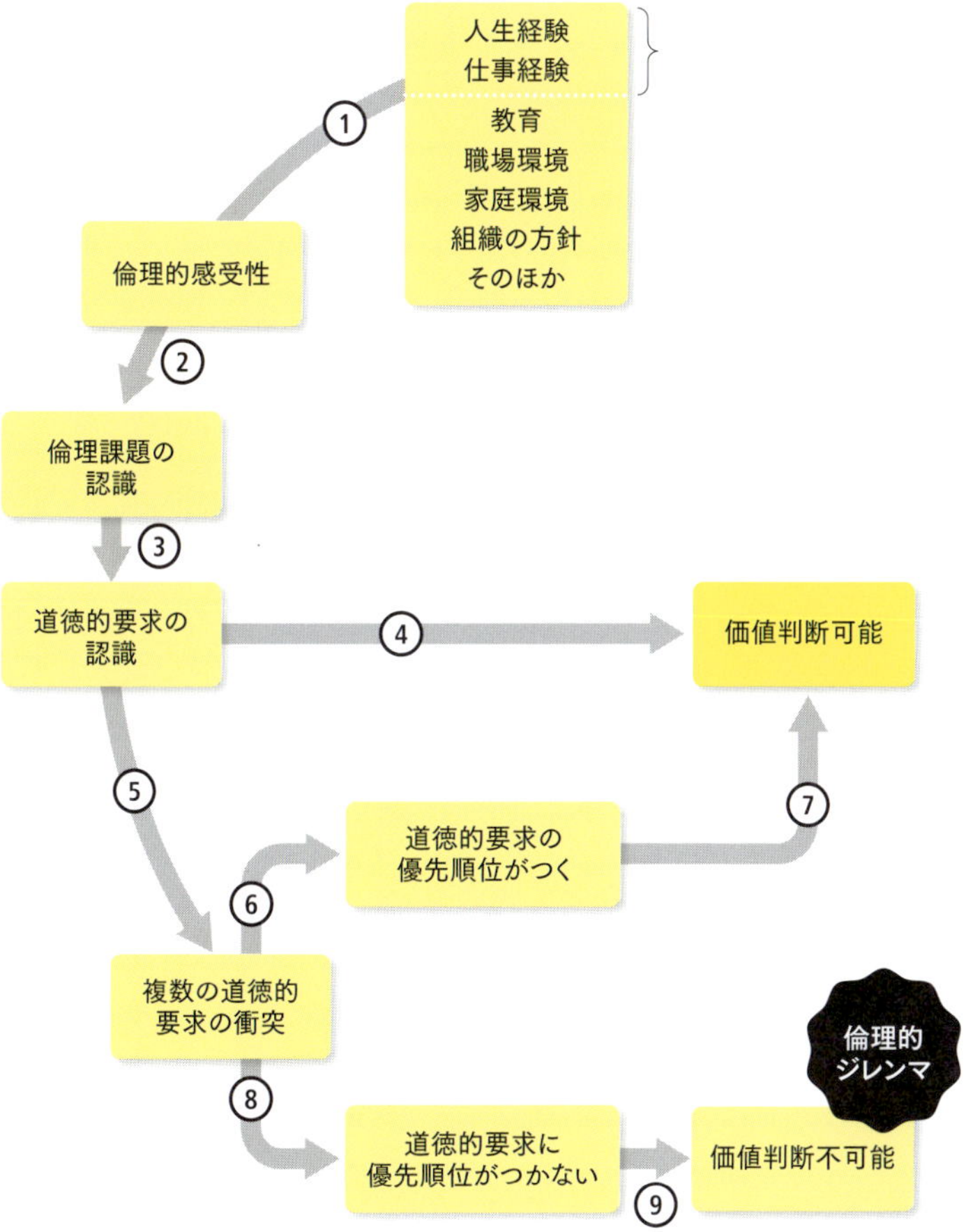

たいと思っても、「管理者」としての私には職員を適切に休ませるために「労働者の権利を守る」という道徳的要求も求められたとしよう（⑤）、両方を一度にかなえることはできないのだが、それでも、「看護ケアの質を保証」することが、第一義的に大事だと判断ができれば（⑥）、やはり「価値判断可能」のほうにいく（⑦）。

また、どちらの道徳的要求を優先すればよいのかという重みづけができないことがある（⑧）。その場合はどちらをとっても、もう片方を選択しなかったことが気になるわけで、すっきり決着がつくわけではない。そのような「価値判断不可能」な状態を「倫理的ジレンマ」という（⑨）。

「価値判断」を経て、「意思決定」へ

意思決定の捉え方

どのような道徳的要求を優先させるべきかという価値判断がつく場合もあれば、倫理的ジレンマに陥って価値判断がつかない場合もある。それでも、看護管理者としては気がついてしまった倫理課題に対して何らかの意思決定を下すことになる。

もしも倫理課題に気づき、道徳的要求も吟味できて、価値判断をするプロセスまで来ていても、意思決定をしない（したくない）とか、先延ばしにするという選択をした場合は、このモデルでは、⑦または⑨で止まったことになる。先の矢印へは進まないということだ。

実は、これはめずらしい話ではない。倫理課題に惑うばかりで、実は意思決定していないというケースは多々ある。意思決定とは、決めることである。個人で決める場合は単独での意思決定であり、集団で決める場合には、集団の意思決定あるいは組織的意思決定と

いう言い方をする。どうするかを決めていない場合は、意思決定をしていないことになる。もちろん、今は意思決定をしないという選択や、先延ばしにするという選択も意思決定ではある。しかし、それは問題解決のための戦術としての意思決定か、もしくは〝問題回避〟であり、「倫理的意思決定」とは異なる。倫理的意思決定とは、倫理的な問題に関して多様な価値観を吟味し、何を大事にすべきなのか決定を下すことをいう。

自らの決定権にも左右される

話を元に戻そう。倫理的意思決定を行なう際に、自分のなかの価値観に従う「単独の意思決定権」による場合もあれば（⑩、⑬）（図19）、チームや組織などと話し合いながら「集団での意思決定権」をもつ場合がある（⑪、⑭）。また、価値判断がついていたとしても、個人としても集団の一員としても「意思決定権なし」の場合がある（⑫、⑮）。

倫理課題に対する価値判断が可能な場合に、⑩のように単独の意思決定権をもっていれば、「自分の価値判断どおりの意思決定」をすることができる（⑯）。⑪のように集団で意思決定する場合であっても、「自分の価値観と同じ」決定になれば（⑰）、単独の意思決定の場合と同様に、「自分の価値判断に従った意思決定」となる（⑱）。しかし、「自分の価値観と異なる」決定になってしまえば（⑲）、何が正しい（あるいはよい）ことだとわかっていても、組織の制約によってそれを選択することができないという状況になる。これは、「道徳的苦悩」の状態である（⑳）。もし、意思決定権がない場合であっても、決定されたことが自分の価値観と同じか否かによって、それぞれ⑱、⑳へと進むことになる。

図の下半分は、倫理課題について「価値判断が不可能」なまま意思決定がされる場合を示している。価値判断がつかないわけだから、「単独の意思決定権」があったとしても、皆で決めることのできる「集団での意思決定権」をもっていたとしても、本当にこちらを選択してよいのだろうかと「倫理的ジレンマを伴う意思決定」をすることになる（㉑）。もしも、集団で話し合うなかで価値判断がつくようになれば、矢印は⑥に戻り、⑦の「価値判断可能」を経て、⑪のラインに進むことになる。

倫理課題があると気づきながらも「価値判断が不可能」で（⑨）、しかも「意思決定権なし」という場合（⑮）は、事の成り行きを見守るしかない。場合によっては、意見を求められたり、報告を受けたりするから、完全に蚊帳の外ではないこともある。自らが意思決定の当事者でなかったとしても、問題解決プロセスには関与することもある。だが、倫理的意思決定に焦点を当てる場合には、あくまでも自らの価値判断による意思決定があったのか、あるいはなかったのかによって、そのプロセスをたどってみたい。

意思決定後の「内省」を経て、「経験」へ

この倫理的意思決定プロセスモデルにおいて、私が最も大切だと考えているのは、内省から経験に至る最終プロセスである（㉒）。この最終プロセスは、「次の倫理的意思決定」の最初のプロセスでもある。

例えば、①→②→③→④→⑩→⑯というように、倫理課題に対してきわめて自分の思い描いたとおりの意思決定がなされたとしよう。だからといって、「自分の価値判断に従った意思決定」によって問題が解決するとは限らないし、周囲が満足するとも限らない。もっと言えば、自分自身が満足できるかどうかもわからない。

思い通りに意思決定できたとしても、そもそも多様な価値を十分吟味できないことがある。間違った価値判断だったと内省することで気づくこともあるだろう。単独で意思決定するよりは、集団での意思決定にもち込んだほうがよかったという場合だってあるかもしれない。

だから、このプロセスモデルのどのルートをたどったとしても、あるいは意思決定まで

行き着かなかったとしても内省することが何よりも大切だ。なぜ自分はこのルートをたどったのだろうか、このルートでよかっただろうか、なぜ自分はこのルートの途中で終わったのだろうかと「内省」することが、倫理課題に対する自分の向き合い方を俯瞰させてくれる。そして、自らの倫理的意思決定プロセスを説明することができたときに、それは「経験」となり、新たな倫理的感受性に豊かさを与えることになるであろう。

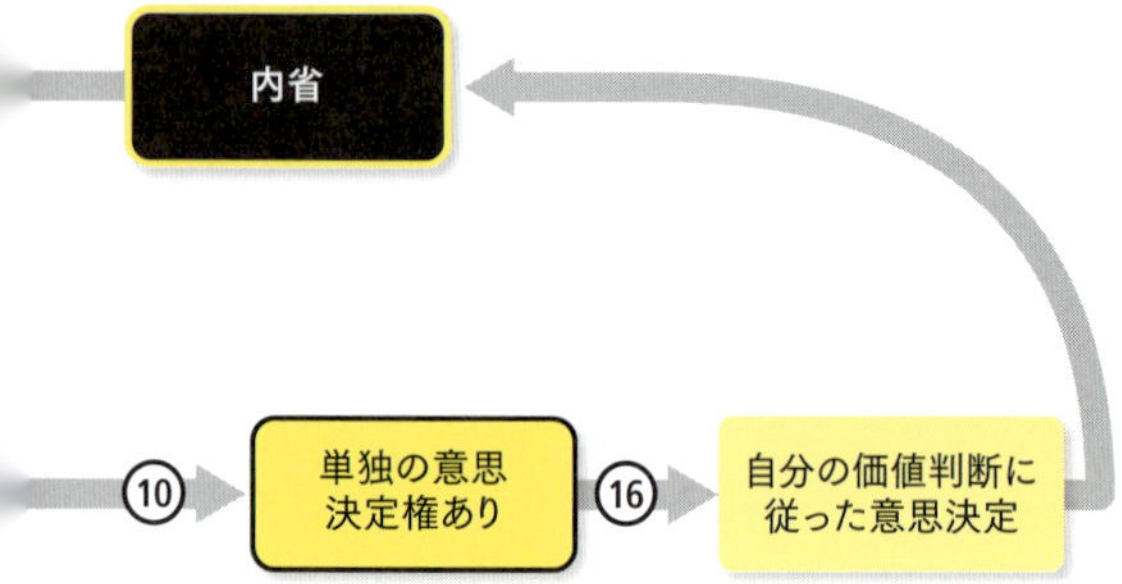

「管理者の倫理的意思決定プロセスモデル」を用いた事例検討

「労働環境を優先する病院」の事例

それでは、「管理者の倫理的意思決定プロセスモデル」の全容を今一度理解するために、4つの事例をとりあげて具体的にプロセスをたどってみよう。

まず、第6章に出てきた「労働環境を守ることを優先するB病院」の例（140ページ）をとろう（**図21**）。この場合は、看護師に余力があるのにベッドを閉鎖して救急患者を断っていることに看

図21 管理者の倫理的意思決定プロセスモデル:「労働環境を守ることを優先するB病院」の例

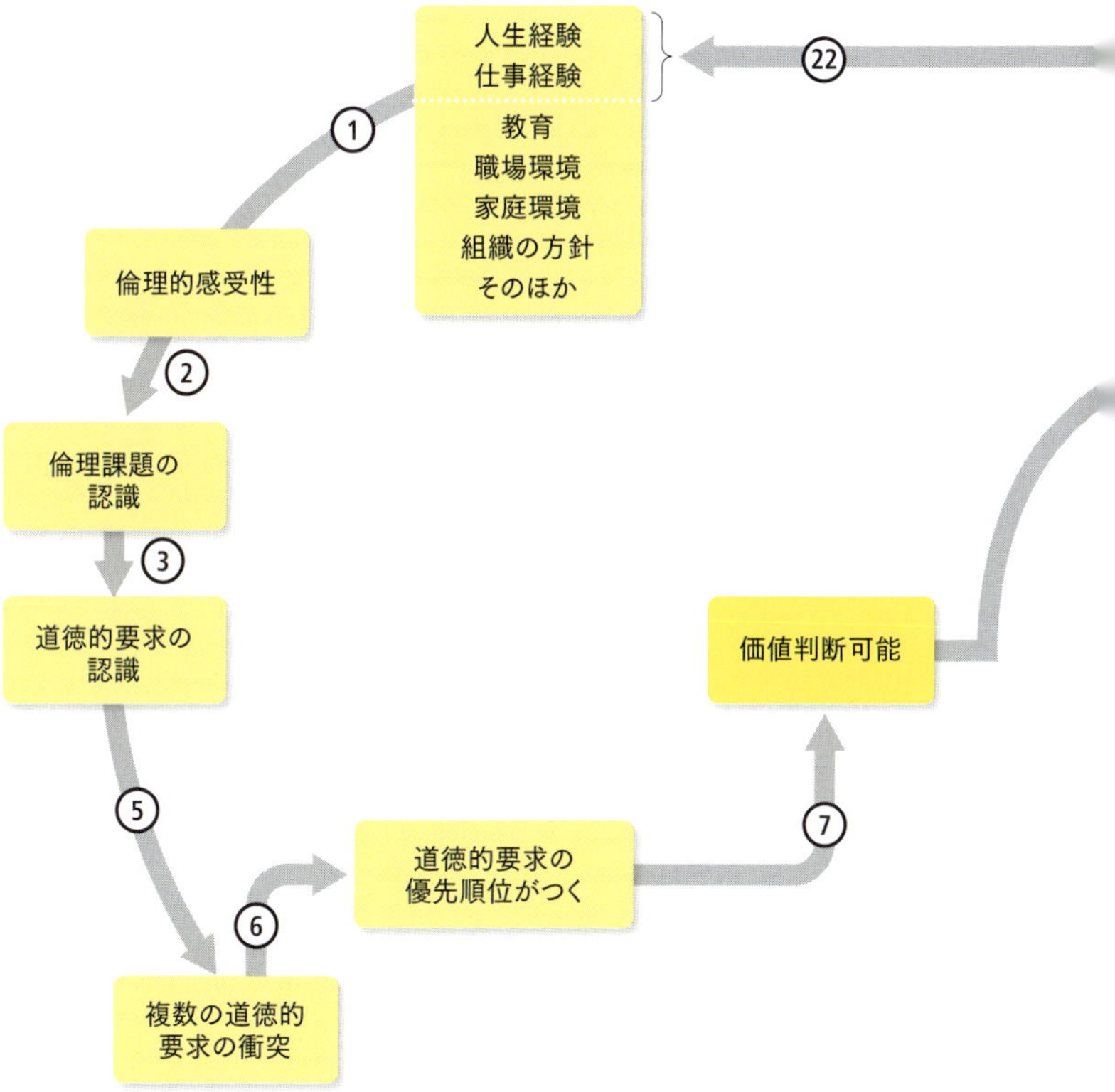

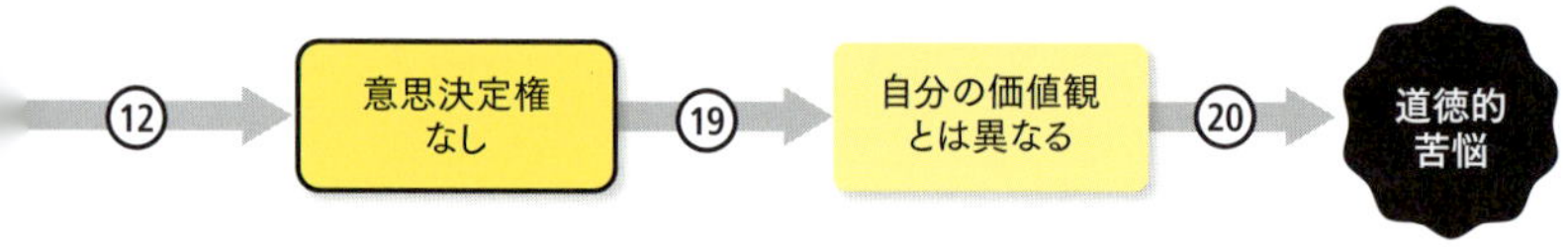

護部長は違和感を覚えている（①）。他病院と比較するなかで、やっぱりおかしいと認識するに至る（②）。そして、どのような価値が対立しているのかを推論したところ（③）、複数の道徳的要求の対立が明らかになった（⑤）。そして現在は看護師の労働環境を守るという暗黙の組織のルールに従うことが優先されていることを認識している（「労働者の権利を守る」と「組織のルールに従う」）。それに対して看護部長は、「あえてそこに踏みいらずに、知らぬふりをしている」と述べているので、このモデルでは、⑥でストップしていると考えられる。あるいは、このままにしようという意思決

図22 管理者の倫理的意思決定プロセスモデル：「トップの交代による方針転換」の例

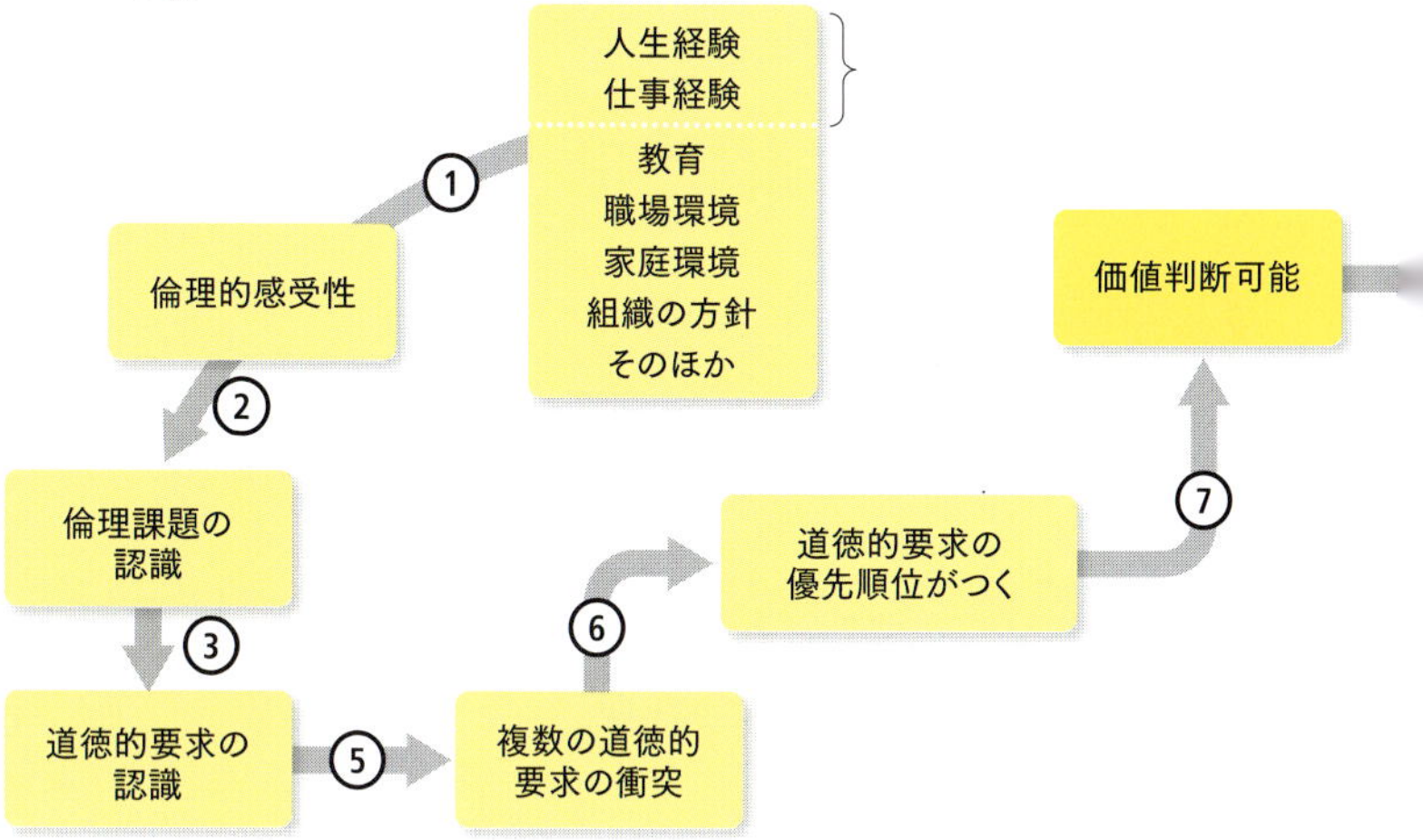

定をしたと考えれば、⑦をたどり、⑩を通って⑯に進んでいることになる。
その先、モデルを使わなければ⑯で終わるが、自分のプロセスを振り返り、これでよかったかどうかを吟味すれば㉒の内省を経て、次の仕事経験につながっていく。

「トップの交代による方針転換」

次に、第7章の「トップの交代による方針転換」では、どのようなプロセスをたどったことになるだろうか（**図22**）。

この看護部長は、看護部の昇格人事に対するこれまでの考え方を尊重しな

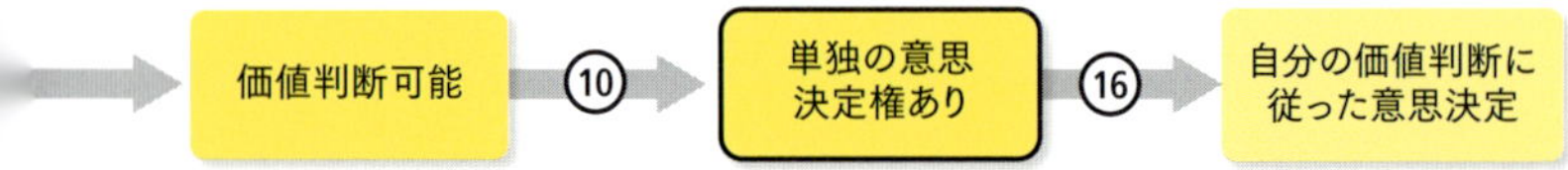
価値判断可能
⑩
単独の意思決定権あり
⑯
自分の価値判断に従った意思決定

い院長に対して、倫理的な問題を感じている（①→②）。悔しさや憤りのなかに、なぜ倫理課題を感じるのかを考えたときに、「看護部門を代表する立場」として、これまでの「組織のルール」に基づき、「看護の質を保証する」ための最善の人事を行なったという「看護師としての誇り」が奪われたからだと分析できる（③）。その一方で、院長にも病院の質を守り、職員を大切にしたいという思いがあることは理解できるため、「多職種と協調する」ことも道徳的要求として求められていたのであろう（⑤）。

　これらの対立のなかで、やはり看護部長としては先の道徳的要求を大事にしなければならないという価値判断がなされた（⑥→⑦）。そして、院長に対して看護部内の

図23 管理者の倫理的意思決定プロセスモデル：「自分より先輩だが、部下にあたる人への対応」の例

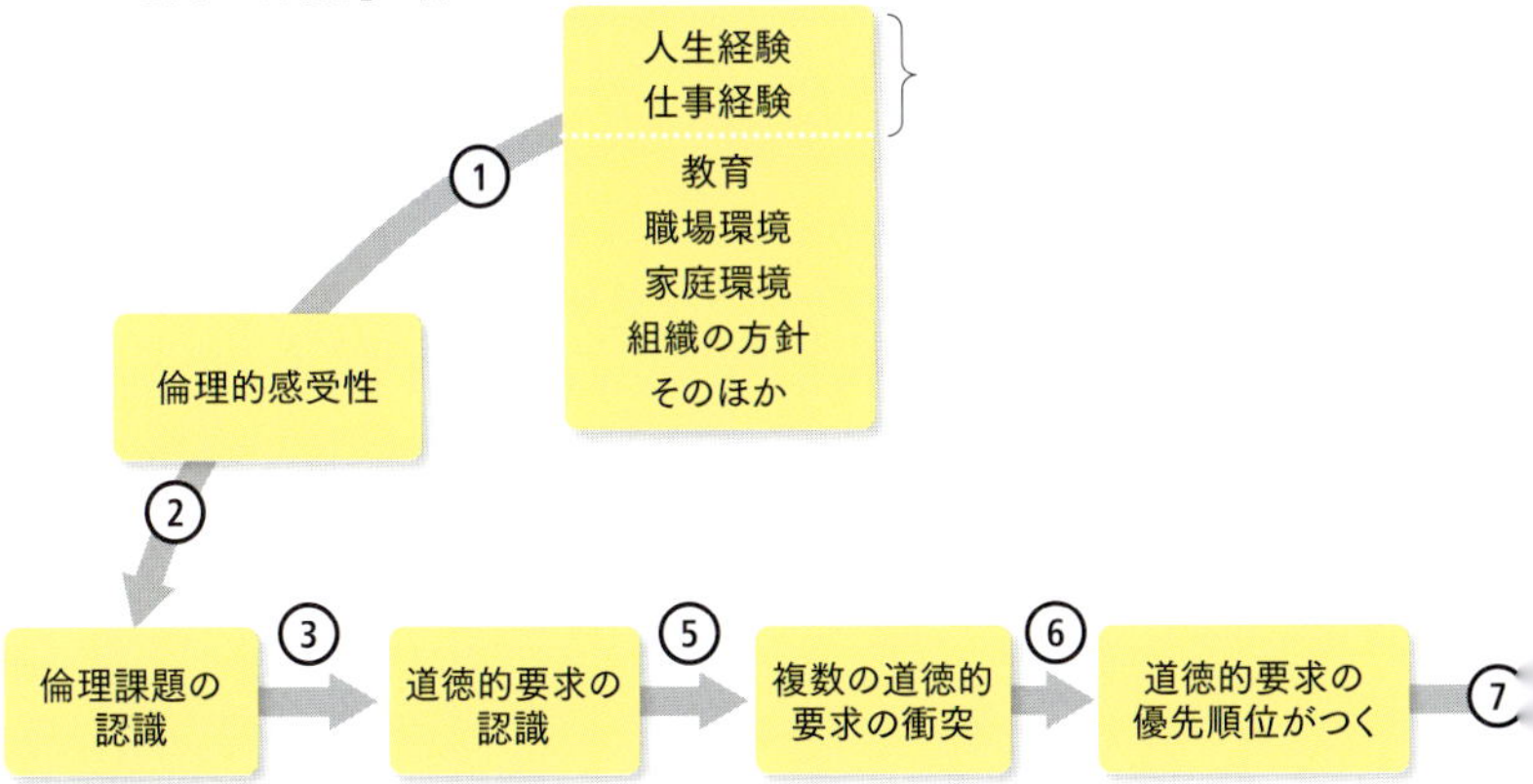

人事は看護部長の責任であることを再度伝えるが（⑪）、院長の決定は変わらなかった（⑲）。組織的意思決定の仕方にはルールがあるわけではないが、この事例では、看護部長にはもともと意思決定権がなかったとも考えられる（⑫）。いずれにしても、自分の決定内容とは異なる内容を受けるしかないという道徳的苦悩に陥っていたことが読み取れる（⑳）。

「自分より先輩だが、部下にあたる人への対応」の事例

3つ目は、第8章に示した「自分より先輩だが、部下にあたる人への対応」の例を使ってみよう（**図23**）。

この事例では、田中看護部長は、横山看護次長への遠慮から適切なフィードバックを行なえないでいる。そして、それは部門運営にとってよくないと認識している（①─②）。また、「部門を代表」する立場にある者として、職員が適切な教育を受けられるように横山次長にフィードバックすることが「看護の質を保証すること」につながると理解している（③）。しかし、目上に対するフィードバックは相手の顔をつぶすことにもなりかねないと遠慮がちになっており、「日本的文化規範に従う」という道徳的要求にも価値をおいている（⑤）。このような道徳的価値の対立はあるものの、このままではいけないと横山次長に明確な指示を出すことを決めている（⑥─⑦─⑩）。

その後のプロセスを第8章では、問題が解決されない場合（209ページ）と意思決定したことが実行に移せない場合（211ページ）に分けて考えてみた。両者をモデル上でたどってみよう。前者では、田中部長は、横山次長にフィードバックの機会を設け、自分の価値判断に従った意思決定を行なっている（⑯）。ただし、結果として横山次長に変化は見られていない。モデルでは倫理的な意思決定を行なったことが認められるが、問題は解決されなかったため、釈然としない思いが残ることになる。しかし、繰り返しになるが、田中部長が倫理的な思考をしていなかったわけではないのだ。

後者では、両者の話し合いの場はもたれたが、実際には田中部長はフィードバックすることをその話し合いの途中にやめてしまっている。そのため、倫理的意思決定プロセスモデルでは、⑩の「単独での意思決定権あり」のところでストップしている状態である。ここでずっと止まり続けるのか、あるいはこの先を進むのかは田中部長にしかわからない。

「手術後に体内残存が確認されたが、患者には事実が伏せられた」事例

4つ目は、第4章で問題の枠組みを考えるときに用いた「手術後に体内残存が確認されたが、患者には事実が伏せられた」事例を使おう（**図24**）。

この事例では、看護部長は患者の退院後にこのような事実があったと、病棟師長から報告を受け、由々しきことが起きていると即座に認識している（①—②）。「患者の権利を守る」ことが大事だと頭でわかっていても、自分が事態の解明に向かうことは病棟師長の行動が公になると懸念している。それは、自らの保身でもあったのかもしれない。また、執刀した医師やレントゲン技師などの「多職種と協調する」ことや「組織の利益を守る」ことなども考えたのであろう（③→⑤）。

考えるだけで何も意思決定できず、そのまま放置して苦しんでいたのであれば、この倫

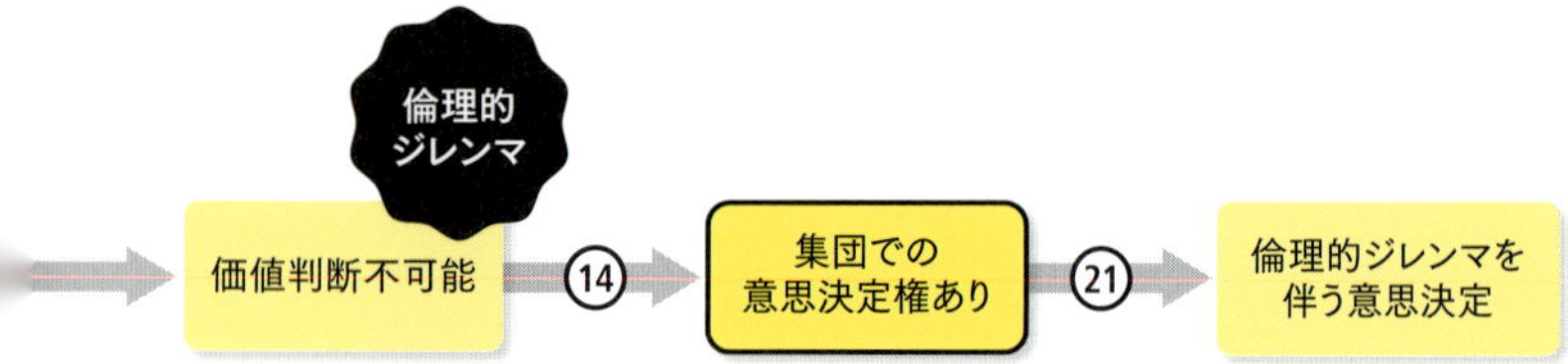

理的意思決定プロセスモデルにおいては、「複数の道徳的要求の衝突」(⑤)でストップしていることになる。また、どうしてよいかわからず考え、悩み続けているのであれば、価値判断が不可能な状態であり、倫理的ジレンマに陥っているところでとまっていると考えられよう(⑧→⑨)。

ところが、後日開かれた安全管理委員会にこの話題が出された。それを機会に、とまっていた倫理的意思決定プロセスが再始動する。看護部長は組織的な意思決定が行なわれる公式の場の委員会メンバーであった(⑭)。しかし、その場でも、自分の

図24 管理者の倫理的意思決定プロセスモデル：「手術後に体内残存が確認されたが、患者には事実が伏せられた」事例

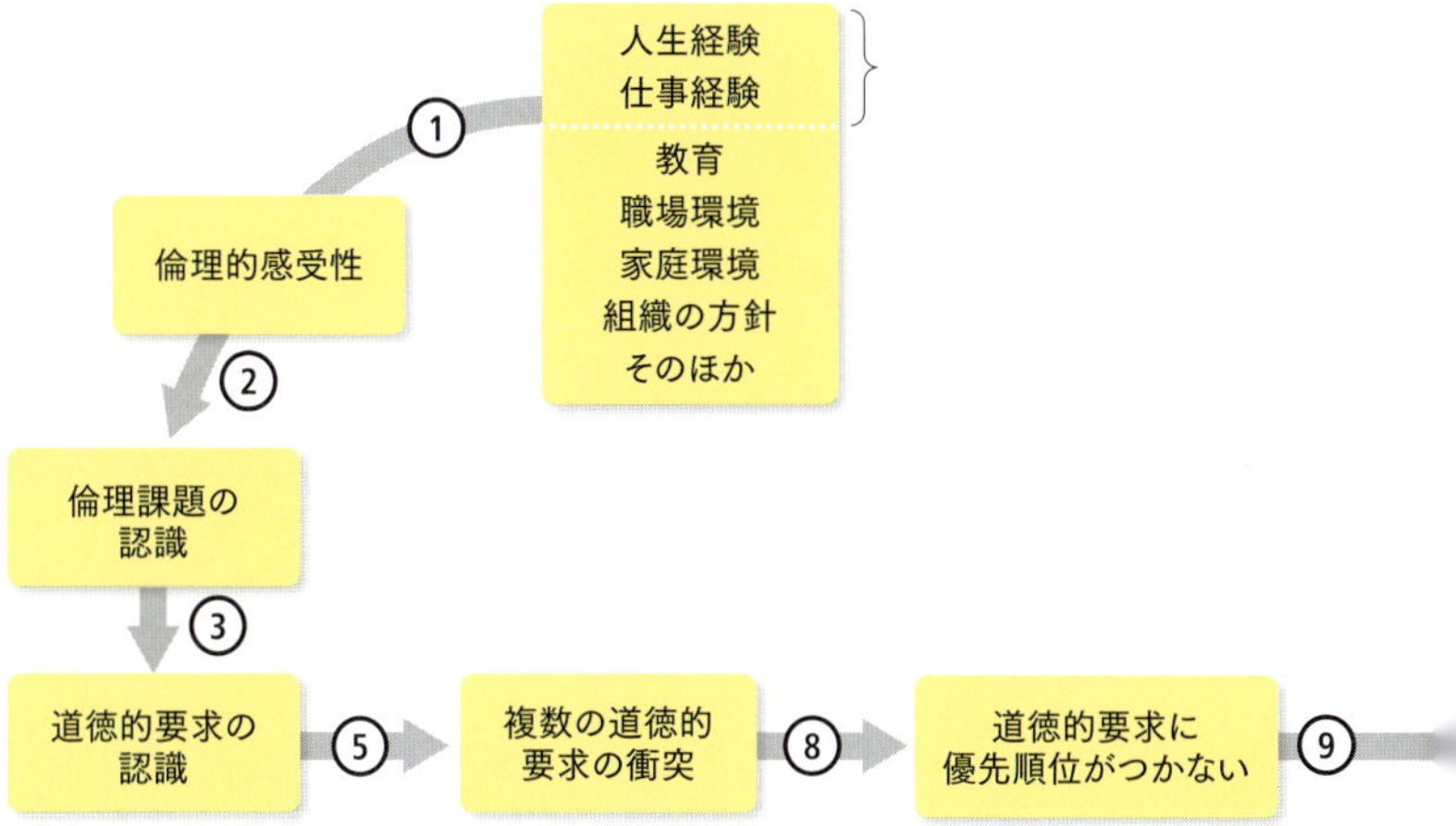

意思を決めることができなかったため、ここで再び止まったことになる。もしも、自分は価値判断を下すことができないので、他のメンバーたちの意見に従うと決めた上で何も発言しなかったのなら、倫理的ジレンマを伴う意思決定をしたことになる(㉑)。このあたりの機微は、当事者本人にしかわからない。

管理者の倫理的意思決定プロセスモデルの特徴と使い方

管理者の倫理的意思決定プロセスモデルは、これまで看護管理者の研修で随分使ってきた。その際、共通して聞かれる質問がある。それらの質問を押さえながら、このモデルの特徴と使い方を伝えておこう。

モデルの矢印は不可逆的ではない

このモデルは左から右へと時系列になっており、矢印の向きもそのように描かれている。しかし、決して後戻りのできない不可逆的なモデルではない。現場の状況、自分の価値観の変化、道徳的要求の優先順位の変更などによって後戻りすることもありうるし、立ち止まることもありうる。うまく前に進まないなと思うときには、それぞれのマスの中に日時や具体的な事象を書き込みながら進めてみるとよい。

意思決定していない場合は、モデルの最後まで進まない

倫理的意思決定は、瞬時になされるものもあれば、月単位、場合によっては、年単位でなされるものもある。そのため、今の段階では、意思決定にまで至っていない場合や、どのように意思決定するかを吟味中の場合などもあるだろう。その場合は意思決定プロセスの途中であるから、モデルにおいても最後まで進むわけではない。だからといって、このモデルが使えないわけでもない。

大事なのは、意思決定の途中だと気づくことである。ただ何となくモヤモヤしているという状況があるのだとすれば、それがなぜかを明らかにするために、どの位置で止まっているのかを確認してみるとよい。もしかしたら、「倫理課題の認識」にまで至っていないかもしれないし、どのような道徳的要求があるのかを推論している段階なのかもしれない。意思決定権がなくて困っているのかもしれない。まだ決めることができていないことに気づくことは、つぎに何をすればよいかに気づくことにもつながるだろう。そうなれば、モヤモヤの整理になる。

何回もプロセスをたどる場合がある

倫理課題の事例のなかには、非常に経過の長いものがある。そのような事例には、登場

人物が何人も出てきたり、1つの課題のなかに複数のストーリーが混在していることが多い。また、日常的に見受けられる倫理課題とクリティカルな倫理課題とが混ざっていることもある。倫理課題を抱える当事者は、それらすべてを同時に、あるいは継続的に、または折り重なるように感じながらその時間を生きているので、うまく区別することは難しい。

このようなときは、これまでも述べてきたように、問題の枠組みを捉え直すことが大切になる。何でも自分の問題だと思わずに、自分にとっての倫理的問題の枠組みがどうなっているのかを思考すると、それに対する倫理的意思決定プロセスをたどることができる。枠組みを捉え直すことで、倫理的意思決定プロセスが何巡もする場合もある。ある問題に関してはこのようなプロセスをたどったが、そこから派生したこの問題に関しては別のプロセスをたどったというように、このモデルを使って、混沌としているように思える事例を整理することができた管理者は少なくない。

エピローグ

あえて立ち止まるということ

私が、看護管理者の倫理的問題とその意思決定に関する研究に目を向けてから、20年近くの時が過ぎている。その間、ざっと数えるだけでも、1000事例以上の倫理課題に目を通してきたことになる。

本書で紹介してきたような整理の仕方を使いながら、管理者たちとともに、彼（女）らが感じている倫理的問題を一度客観化し、再びその人の問題として落とし込んでいく作業を何度も行なってきた。その作業は、事例の当事者にとっても私にとっても、新しい自分に気づくプロセスであった。自分に何が起きていたのかを理解したときに、憑き物が落ちたような顔をした人や泣き出した人がこれまで何人もいた。カタルシス効果（悩みや苦しみを表出することによる心の浄化作用）を目的にしたわけではない。しかし、安心して語れる雰囲気のなかで、ふだんは語ったり、ゆっくり考えたりすることのない倫理的問題に向き合ったことが、結果的にカタルシス効果を生み出すことがあったのだ。ペネベーカー[75]がいくつもの実験で証明したように、ネガティブな出来事を書き出したり表出したりすることによって、人はストレスから解放され随分楽になる。閉じ込めるのではなく、そのような世界が自分のなかにあったということを表に出すことで、人は次に進めるのだ。

私にとって、倫理課題に悩む管理者の現場の声を聞くということは、自らの疑似体験を増やすことであった。研修は、講師と受講生という構造で成り立っているが、決して一方通行ではなかった。それぞれの事例から受講生同士が学び合い、私にも多くの気づきをもたらしてくれた。思いもかけず、自らも総合病院の看護部長を経験するに至り、それまでの疑似体験が大いに役に立ったことをここで告白しておこう。一〇〇〇以上もの事例を検討してきたことで、同様のことが起きても巻き込まれずに自分を客体化し、本質的な問題に集中できたことが何度もあった。

それはどういうことか。知識と実践の融合が繰り返し行なわれたことで、自分のなかに倫理的問題に向き合うための軸ができたのだと思う。

何か倫理的な問題が生じたとき、紙には描かなくても、頭のなかに17の道徳的要求や「管理者の倫理的意思決定プロセスモデル」が浮かぶ。そして、推論を進め、意思決定に至る自分の立ち位置を定めることができるのである。だから、倫理課題のすべてに立ち止まって検討することはできないにしても、これぞと思う倫理課題については、皆さんにもぜひ本書で紹介したさまざまな整理の仕方を試してほしいと願う。疑似体験を増やしたり、あえて立ち止まるということは、時間がない管理者にこそ必要な作業であるように思う。

管理者は、部下を思い職場を思いながら仕事をしている。管理者としても人としてもよりよく生きたいと思っている。倫理は、多様な価値観があるなかで、よりよく生きるためにどうあればよいのかを考えることだから、管理と倫理は本来ともにあるはずだ。しかし、時として相克する。

本書は、そのはざまを生きる管理者たちが、明日も明後日も明明後日も誇りをもって進んでいけることを思い描いて認めた。考えるのをやめるのではなく（stop thinking）、考えるためにあえて立ち止まり（stop to think）、本書を読まれた方が、管理と倫理のはざまを生きることを通して、人としても管理者としても豊かになっていくことを感じていただければ、筆者としてこんなに嬉しいことはない。

本書は、私が研究代表者として補助金を受けた次の研究が基盤となっている。

平成12年度・平成13年度　科学研究費補助金　奨励研究（A）「倫理的ジレンマを伴う看護管理者の意志決定プロセスの分析」

平成14年度・平成15年度　科学研究費補助金基盤研究C（2）「看護職トップマネ

ジャーの倫理的意思決定モデルの構築」
平成16年度・平成17年度　科学研究費補助金基盤研究（C）「看護管理者の倫理的意思決定プロセス統合モデルの構築」

なお、本書の第10章および第11章の初出は、次のとおりである。それぞれを元に大幅な加筆修正を行なった。

第10章「静かなリーダーシップ」による倫理的意思決定——病院看護部長の体験事例から、組織科学、37（4）、4-13、2004.

第11章　モラル・ディレンマと看護専門職の組織内キャリア、一橋ビジネスレビュー、51（1）、50-64、2003.

文献

(1) Silva M (Ed.): Ethical Decision-Making in Nursing Administration: Norwalk, Connecticut, Appleton & Lange. 4, 1990.

(2) フリーマン RE、ギルバートJr DR著、笠原清志監訳：企業戦略と倫理の探求、文眞堂、1999.

(3) ウエストン A著、野矢茂樹、高村夏輝、法野谷俊哉訳：ここからはじまる倫理、春秋社、16-20、2004.

(4) ガードナー H、チクセントミハイ M、デイモン W著、大森弘他訳：グッドワークとフロー体験——最高の仕事で社会に貢献する方法、世界思想社、2016.

(5) フライ ST、ジョンストン MJ著、片田範子、山本あい子訳：看護実践の倫理——倫理的意思決定のためのガイド、第2版、日本看護協会出版会、8、2005.

(6) サンデル M著、鬼澤忍訳：これからの「正義」の話をしよう——いまを生き延びるための哲学、早川書房、2010.

(7) チャンブリス DF著、浅野祐子訳：ケアの向こう側——看護職が直面する道徳的・倫理的矛盾、日本看護協会出版会、24、2002.

(8) 前掲書7、19.

(9) ホックシールド AR著、石川准、室伏亜希訳：管理される心——感情が商品になるとき、世界思想社、7、2000.

(10) 武井麻子：感情と看護——人とのかかわりを職業とすることの意味、医学書院、41、2001.

(11) Fineman S: Understanding Emotion at Work, Sage Publications, 36, 2003.

（12）ビーチャム TL、チルドレス JF著、永安幸正、立木教夫監訳：生命医学倫理、成文堂、１９９７.
（13）服部俊子、大北全俊、牧一郎、樫本直樹：「病院組織倫理」試論――病院という場をどうデザインするか、Communication-Design、11、27-48、２０１４.
（14）勝原裕美子、ウィリアムソン彰子、垣本侍子：看護管理者の倫理的意思決定プロセス統合モデルの構築、平成16年度・平成17年度　科学研究費補助金基盤研究（c）（2）研究成果報告書、２００６.
（15）村井孝子、中尾久子：看護師長が体験した倫理的問題とその頻度：県全域の看護師長を対象とした質問紙調査より、日本看護倫理学会誌、8（1）、70-77、２０１６.
（16）Jameton A: Nursing Practice: The ethical issues (Prentice-Hall Series in the Philosophy of Medicine). Prentice-Hall, 6, 1984.
（17）青柳優子：医療従事者の倫理的感受性の概念分析、日本看護科学会誌、36、27-33、２０１６.
（18）倉林しのぶ、李孟蓉、尾島喜代美ほか：臨床看護師の「看護倫理に関わる知識の有無」と「倫理問題の認識」との関連性、日本看護倫理学会誌、5（1）、34-39、２０１３.
（19）水澤久恵：看護職者に対する倫理教育と倫理的判断や行動に関わる能力評価における課題――倫理教育の現状と道徳的感性に関連する定量的調査研究を踏まえて、生命倫理、20（1）、１２９-１３９、２０１０.
（20）前掲書5、3.
（21）勝原裕美子：看護部長の倫理的意思決定プロセスに関する研究、神戸大学経営学研究科博士論文、２００３.
（22）De George R: The Status of Business Ethics: Past and Future. Journal of Business Ethics, 6(3), 201-211, 1987.
（23）梅津光弘：日米関係における経営倫理学の意義と役割、日本経営倫理学会誌、1、37-44、１９９４.

（24）Stark A: What's the Matter with Business Ethics? Harvard Business Review, May/July, 71(3), 38-48, 1993.
（25）水谷雅一：経営倫理学の実践と課題――経営価値四原理システムの導入と展開，白桃書房，１９９５．
（26）日本生産性本部：プレスリリース　２０１５年度新入社員春の意識調査，http://activity.jpc-net.jp/detail/mdd/activity001440/attached.pdf(last accessed 2015/6/5)
（27）米澤弘恵，佐藤啓造，石津みゑ子ほか：臨床看護師の倫理観と疲労との関係――道徳的発達段階・倫理的感受性と蓄積的疲労との比較，昭和学士会誌，73（３），２０３－２１５，２０１３．
（28）新道幸惠，三島敦子，杉野元子：第１００回医学書院看護学セミナーより　阪神・淡路大震災に学ぶ――看護管理者が得たもの，看護管理，６（３），１８２－１９０，１９９６．
（29）バダラッコ　ＪＬ著，金井壽宏監訳，福嶋俊造訳：「決定的瞬間」の思考法――キャリアとリーダーシップを磨くために，東洋経済新報社，２００４．
（30）Borawski D: Ethical Dilemmas for Nurse Administrators. The Journal of Nursing Administration, 25(7-8), 60-62, 1995.
（31）Badaracco J: Business Ethics: Four Spheres of Executive Responsibility. California Management Review, 34(3), 64-79, 1992.
（32）McDonagh KJ: The Nurse as Senior Health Care Executive. Nursing Administration Quarterly, 22(2), 22-29, 1998.
（33）勝原裕美子：看護部長の「倫理的ジレンマ」をもたらす道徳的要求，日本看護科学会誌，23（３），１－10，２００３．
（34）島田燁子：日本人の職業倫理，有斐閣，20，１９９０．
（35）前掲書32，25－26．

(36) Jameton A: Dilemmas of moral distress: moral responsibility and nursing practice. AWHONN's Clinical Issues in Perinatal and Women's Health Nursing, 4(4), 542-551, 1993.
(37) Epstein EG, Hamric AB: Moral Distress, Moral Residue, and the Crescendo Effect. J Clin Ethics, 20(4), 330-342, 2009.
(38) 前掲書7、１２６.
(39) 印南一路：すぐれた意思決定――判断と選択の心理学、中央公論社、32、１９９７.
(40) マーチ ＪＧ、サイモン ＨＡ著、高橋伸夫監訳：オーガニゼーションズ、ダイヤモンド社、２００９.
(41) サイモン ＨＡ著、稲本元吉、倉井武夫訳：意思決定の科学、産業能率大学出版部、１９７９.
(42) 畑村洋太郎：失敗学のすすめ、講談社、２００５.
(43) バーナード ＣＩ著、山本安次郎訳：経営者の役割、ダイヤモンド社、１９５－１９７、１９６８.
(44) 進藤雄三：医療の社会学、世界思想社、１９９０.
(45) Smith HL: Two lines of authority are one too many. The Modern Hospital, 84(3), 59-64, 1955.
(46) クーゼ Ｈ著、竹内徹、村上弥生監訳：ケアリング――看護婦・女性・倫理、メディカ出版、72、２０００.
(47) ベイザーマン ＭＨ、テンブランセル ＡＥ著、池村千秋訳：倫理の死角――なぜ人と企業は判断を誤るのか、ＮＴＴ出版、２０１３.
(48) 前掲書47、3.
(49) Janis IL: Groupthink: Psychological Studies of Policy Decisions and Fiascoes (2nd ed.). Wadsworth Pub Co, 1982.
(50) Janis IL: Groups; Groupthink: Leavitt HJ, Pondy LR, Boje DM (eds.): Readings in Managerial Psychology,

4th ed., The University of Chicago Press, 439-450, 1989.
(51) 佐藤允一：問題構造学入門――知恵の方法を考える，ダイヤモンド社，１９８４．
(52) 神戸大学経営学研究室編：経営学大辞典，中央経済社，９７７，１９８８．
(53) 金井壽宏：リーダーシップ入門，22，日経文庫，２００５．
(54) 小倉昌男：小倉昌男経営学，日経ＢＰ社，２８８－２９０，１９９９．
(55) 佐藤智恵：ハーバードが「倫理」を必修にする理由――カシーク・ラマンナ准教授に聞く（１）．日経ビジネスＯＮＬＩＮＥ，２０１４．http://business.nikkeibp.co.jp/article/report/20140912/271223/?rt=nocnt (accessed 2016/2/23)
(56) パイパー ＴＲ，パークス ＳＤ，ジェンタイル ＭＣ著，小林俊治，山口善昭訳：ハーバードで教える企業倫理――ＭＢＡ教育におけるカリキュラム，生産性出版，１９９５．
(57) Ciulla JB: The state of leadership ethics and the work that lies before us. Business Ethics: A European Review, 14(4), 323-335, 2005.
(58) ドリスコル ＤＭ，ホフマン ＷＭ著，菱山隆二，小山博之訳：ビジネス倫理10のステップ――エシックス・オフィサーの組織変革，生産性出版，２００１．
(59) Treviño LK, Hartman LP, Brown M: Moral Person and Moral Manager: How Executives Develop a reputation for Ethical Leadership. California Management Review, 42(4), 128-142, 2000.
(60) 前掲書59，１３１．
(61) Brown M, Treviño LK, Harrison DA: Ethical Leadership: A social learning perspective for construct development and testing. Organizational Behavior and Human Decision Processes, 97(2), 117-134, 2005.
(62) Makaroff KS, Storch J, Pauly B, Newton L: Searching for ethical leadership in nursing. Nursing Ethics,

21(6), 642-658, 2014.
（63）島田美紀代：質的研究のメタ統合におけるメタエスノグラフィー、41（5）、看護研究、367－371、2008.
（64）Sanford K: The Ethical Leader. Nursing Administration Quarterly, 30(1), 5-10, 2006.
（65）Brown ME, Mitchell MS: Ethical and Unethical Leadership: Exploring New Avenues for Future Research. Business Ethics Quarterly, 20(4), 583-616, 2010.
（66）バダラッコ　JL著、髙木晴夫監修、夏里尚子訳：静かなリーダーシップ、翔泳社、2002.
（67）アギュラー　FJ著、水谷雅一監訳：企業の経営倫理と成長戦略、産能大学出版部、1997.
（68）勝原裕美子：「静かなリーダーシップ」による倫理的意思決定――病院看護部長の体験事例から、組織科学、37（4）、4－13、2004.
（69）Badaracco JL: Defining Moments: When Managers Must Choose Between Right and Right. Harvard Business School Press, 5, 1997.
（70）勝原裕美子：モラル・ディレンマと看護専門職の組織内キャリア、一橋ビジネスレビュー、51（1）、50－64、2003.
（71）Trevino L, Weaver G: Business Ethics/ Business Ethics: One Field or Two? Business Ethics Quarterly, 4(2), 113-128, 1994.
（72）Silva M (Ed.): Ethical Decision-Making in Nursing Administration: Norwalk, Connecticut, Appleton & Lange, 1990.
（73）Trevino L: Ethical Decision Making in Organizations: A Person-Situation Interactionist Model, Academy of Management Review, 11(3), 601-617, 1986.

（74）前掲書23、32．
（75）ペネベーカー JW著、余語真夫監訳：オープニングアップ――秘密の告白と心身の健康、北大路書房、2000．

事例一覧

事例　病床稼働率アップのために、不慣れな症例を受けた　43
事例　気づく人が気づかない人になっていく　61
事例　本当はよいと思えない報告に、「よい」と答えてしまった　65
倫理的問題の主体は誰か
　事例　ガーゼの体内残存が隠された　74
事例　患者の個人情報開示への迷い　113
事例　看護が必要な患者に看護ができない　114
事例　ベッドの稼働率を優先するＡ病院　140
事例　労働環境を守ることを優先するＢ病院　141
権限と意思決定の関係を考える
　事例　トップの交代による方針転換　186
なぜ、組織的意思決定プロセスに違いが生じるのかを考える
　事例１　看護学生による盗難事件への対応　190
　事例２　医学生による盗難事件への対応　191
事例　自分より先輩だが、部下にあたる人への対応　207
　(1) 問題が解決されない場合
　　事例のその後 ── パターン①　209
　(2) 意思決定したことを実行に移せない場合
　　事例のその後 ── パターン②　211
静かなリーダーシップが発揮された場面
　事例１　スタッフの給与に関する交渉　244
　事例２　暴力行為のある終末期患者への対応　246

図表一覧

図 1　価値観の相違への対処　16
図 2　倫理課題に向き合うための気づき　48
図 3　新人社員の意識調査：会社のためにはなるが自分の良心に反しても上司の指示どおりの手段で仕事を進める傾向　59
図 4　倫理的感受性に影響を与えるもの　69
図 5　倫理的問題における関係者の関係図：ガーゼの体内残存を隠した事例　83
図 6　倫理的問題を俯瞰する：ガーゼの体内残存を隠した事例　83
図 7　看護師長を取り巻く人との関係性にみられる倫理課題の 16 パターン　87
図 8　役割間葛藤と役割内葛藤　104
図 9　看護管理者に求められる 17 の道徳的要求　111
図 10　満たせない道徳的要求を明らかにする過程　117
図 11　複数の道徳的要求に優先順位がつく場合、つかない場合　149
図 12　合理的意思決定プロセス　165
図 13　本事例の合理的意思決定プロセス　166
図 14　そこそこで満足できる日常の意思決定の例　170
図 15　集団浅慮にみられる 8 つの兆候　202
図 16「したい」の自己と「すべき」の自己のせめぎ合い　205
図 17　倫理的なリーダーシップの 2 つの支柱　226
図 18　倫理的問題をくぐることによるキャリア形成　265
図 19　管理者の倫理的意思決定プロセスモデル　275
図 20　管理者の倫理的意思決定プロセスモデル：倫理課題の認識から価値判断まで　279
図 21　管理者の倫理的意思決定プロセスモデル：「労働環境を守ることを優先する B 病院」の例　287
図 22　管理者の倫理的意思決定プロセスモデル：「トップの交代による方針転換」の例　289
図 23　管理者の倫理的意思決定プロセスモデル：「自分より先輩だが、部下にあたる人への対応」の例　291
図 24　管理者の倫理的意思決定プロセスモデル：「手術後に体内残存が確認されたが、患者には事実が伏せられた」事例　295

表 1　マネジメントの階層の違いによる倫理課題への向き合い方が与える影響　105
表 2　道徳的苦悩を引き起こす制約　156
表 3　患者への副作用の程度による意思決定の違い　177
表 4　静かなリーダーシップとヒーロー型リーダーシップの対比　238
表 5　看護部長の事例にみられる静かなリーダーシップ行動　241
表 6　看護管理者の倫理的意思決定の枠組み　270

著者紹介

勝原裕美子　Yumiko KATSUHARA

オフィスKATSUHARA代表。上尾中央総合病院顧問。ヒーローズサポート（株）認定コーチ。聖路加看護大学卒業。神戸大学大学院経営学研究科博士後期課程修了。博士（経営学）。国立循環器病研究センター病院、兵庫県立大学看護学部を経て、聖隷浜松病院副院長兼総看護部長。2016年12月から現職。キャリア支援、組織倫理、組織変革などを専門に講演活動や研修講師、コーチングを行っている。また、学びほぐしの場として勝原私塾を開催。マネジメントが楽しめる人の育成に努めている。

組織で生きる―管理と倫理のはざまで

発　行　2016年12月15日　第1版第1刷©
　　　　2023年9月1日　第1版第8刷

著　者　勝原裕美子

発行者　株式会社　医学書院
　　　　代表取締役　金原　俊
　　　　〒113-8719　東京都文京区本郷1-28-23
　　　　電話　03-3817-5600（社内案内）

印刷・製本　アイワード

ISBN978-4-260-03013-7